河南中医药大学第一附属医院
全国名老中医药专家传承工作室建设项目成果

当代名老中医临证精粹丛书·第一辑

王万林

论治乳腺病

主编　程旭锋
　　　王　伟
　　　王丰莲

总主编　朱明军

全国百佳图书出版单位
中国中医药出版社
·北京·

图书在版编目（CIP）数据

王万林论治乳腺病 / 程旭锋，王伟，王丰莲主编 .—北京：中国中医药出版社，2022.5

（当代名老中医临证精粹丛书. 第一辑）

ISBN 978 – 7 – 5132 – 7357 – 2

Ⅰ . ①王…　Ⅱ . ①程… ②王… ③王…　Ⅲ . ①乳房疾病–中医临床–经验–中国–现代　Ⅳ . ① R271.44

中国版本图书馆 CIP 数据核字（2021）第 257961 号

中国中医药出版社出版

北京经济技术开发区科创十三街 31 号院二区 8 号楼

邮政编码　100176

传真　010–64405721

三河市同力彩印有限公司印刷

各地新华书店经销

开本 880×1230　1/32　印张 7.25　字数 149 千字

2022 年 5 月第 1 版　2022 年 5 月第 1 次印刷

书号　ISBN 978 – 7 – 5132 – 7357 – 2

定价　39.00 元

网址　www.cptcm.com

服 务 热 线　010–64405510

购 书 热 线　010–89535836

维 权 打 假　010–64405753

微信服务号　**zgzyycbs**

微商城网址　**https://kdt.im/LIdUGr**

官 方 微 博　**http://e.weibo.com/cptcm**

天猫旗舰店网址　**https://zgzyycbs.tmall.com**

本书编委会

总序 1

中医药学博大精深，具有独特的理论体系和疗效优势，是中国传统文化的瑰宝，也是打开中华文明宝库的钥匙，为中华民族的繁衍昌盛做出了不可磨灭的巨大贡献。当下，中医药发展正值天时地利人和的大好时机，"传承精华，守正创新"是中医药自身发展的要求，也是时代主题。党和国家高度重视中医药事业的发展，陆续出台了一系列扶持中医药传承工作的政策，以推动名老中医经验传承工作的开展。

河南地处中原，天地之中，人杰地灵。中原大地曾经孕育了医圣张仲景，时代变迁，医学进步。河南中医药大学第一附属医院经过近70年的发展，涌现出了一大批中医药大家、名家，这些名老中医几十年勤于临床，他们奉献了毕生心血，专心临床，服务人民。为更好地传承学习这些名家的学术思想，医院组织撰写了《当代名老中医临证精粹丛书》。该丛书汇集了河南中医药大学第一附属医院名老中医毕生宝贵经验，从临证心得、遣方用药、特色疗法等不同方面反映了老中医们的学术思想。他们之中很多人早已享誉医坛、造福一方，在省内乃至全国均有较大的影响。如国医大师李振华，全国名中医崔公让、丁樱，全国中医药高校教学名师赵文霞等，这些中医专家在内、外、妇、儿等疾病治疗和学术研究等方面均有很高建树。

该丛书内容丰富、实用，能为后来医者开阔思路、指明方向，为患者带来福音，对中医药事业的发展可谓是一件幸事。相信这套丛书的出版，一定会受到医者的青睐，各位名老中医的学术思想和临证经验一定会得到更好的继承和发扬。

整理名老中医的学术思想和临床经验并付梓，是中医药传承创新的最好体现，也是名老中医应有之责任和自我担当。值此盛世，党和国家大力支持，杏林中人奋发向上，定能使中医药事业推陈致新，繁荣昌盛，造福广大人民健康，是以为序。

中央文史研究馆馆员

中国工程院院士

中国中医科学院名誉院长

王永炎

2021 年 9 月

总序 2

名老中医是中医队伍中学术造诣深厚、临床技艺高超的群体，是将中医理论、前人经验与当今临床实践相结合的典范。对于名老中医学术思想和临证经验的传承和发扬，不仅是培养造就新一代名医，提高临床诊治水平的内在需求，也是传承创新发展中医药学术思想工作的重要内容，更是推动中医药历久弥新、学术常青的内在动力。我在天津中医药大学和中国中医科学院任职期间都将此事作为中医药学科建设和学术发展的重要内容进行重点规划和落实，出版了系列的专著，留下了几代名老中医殊为宝贵的临床经验和学术思想，以此告慰前辈而无愧。

河南地处中原，是华夏文明的发祥地，也是中医药文化发生、发展的渊薮。历史上河南名医辈出，为中医学的发展做出了重要贡献。南阳名医张仲景的《伤寒杂病论》及其所载经方，更是被历代医家奉为经典，历代研习者不计其数，正所谓"法崇仲景思常沛，医学长沙自有真"。此后，攻下宗师张从正、医学泰斗滑寿、食疗专家孟诜、伤寒学家郭雍、温病学家杨栗山、本草学家吴其濬等名医名家，皆出自河南。据考，载于史册的河南名医有一千多人，流传后世的医学著作六百余部，这是河南中医的宝贵财富。

河南中医药大学第一附属医院始建于1953年，建院至今先后涌现出李振华、袁子震、吕承全、李秀林、李普、郑颉云、黄明志、张磊等一批全国知名的中医大家。医院历届领导均十分重视名老中医药专家的学术经验传承工作，一直投入足够的财力和人力在名老中医工作室的建设方面，为名老中医药专家学术继承工作铺路、搭桥，为名老中医培养继承人团队。医院近些年来乘势而上，奋发有为，软硬件大为改观，服务能力、科研水平及人才培养都取得令人瞩目的成绩。特别是坚持中医药特色和优势，在坚持传承精华，守正创新方面更是形成了自己的特色。集全院力量，下足大功力，所编著的《当代名老中医临证精粹丛书》的出版就是很好的例证。

该丛书内容翔实、治学严谨，分别从医家小传、学术精华、临证精粹、弟子心悟等四个章节，全面反映了诸位名老中医精湛的医术和深厚的学术洞见，结集出版，将极大有益于启迪后学同道，故乐为之序。

中国工程院院士

天津中医药大学　名誉校长

中国中医科学院　名誉院长

2021 年 9 月于天津团泊湖畔

张伯礼

总序 3

欣闻河南中医药大学第一附属医院与中国中医药出版社联合组织策划编写的《当代名老中医临证精粹丛书》即将出版，内心十分高兴，入选此套丛书的专家均为全国老中医药专家学术经验继承工作指导老师，仔细算来这应该是国内为数不多的以医院出面组织编写的全国名老中医临证经验丛书，可见河南中医药大学第一附属医院对名老中医专家经验传承工作的高度重视。

河南是中华民族灿烂文化的重要发祥地，也是中医药文化的发源地、医圣张仲景的诞生地。自古以来就孕育培养了诸多中医名家，如张仲景、王怀隐、张子和等；也有很多经典中医名著流芳千古，如《黄帝内经》《伤寒杂病论》《太平圣惠方》《儒门事亲》等；中华人民共和国成立后，国家中医药管理局开展全国名老中医药专家学术经验继承指导工作及全国名老中医药专家工作室建设，更是培养出一大批优秀中医临床人才和深受百姓爱戴的知名医家。实践证明，全国老中医药专家学术经验继承工作是继承发扬中医药学，培养造就高层次中医临床人才和中药技术人才的重要途径，是实施中医药继续教育的重要形式。这项工作的开展，加速了中医药人才的培养，推进了中医药学术的研究、继承与发展。

作为河南中医药事业发展的排头兵，河南中医药大学第一附属医院汇集了众多知名医家。这套丛书收录了河南中医药大学第一附属医院名老中医的特色临证经验（其中除国医大师李振华教授、全国名老中医冯宪章教授仙逝外，其余均健在）。该丛书的前期组织策划和编写工作历时近两年，其间多次修订编纂，力求精心打造出一套内容翔实，辨证精准，笔触细腻的中医临床经验总结书籍。相信通过这套丛书的出版一定能给广大中医工作者和中医爱好者带来巨大收益，同时也必将推进我省中医药学术的研究、继承与发展。有感于此，欣然为序。

最后奉诗一首：

> 中医一院不寻常，
> 诸位名师泛宝光。
> 继往开来成大统，
> 章章卷卷术精良。

国医大师　张磊

2021 年 10 月

丛书编写说明

河南中医药大学第一附属医院经过近 70 年栉风沐雨的发展，各方面建设都取得了长足的发展，特别是在国家中医药管理局开展全国名老中医药专家学术经验继承指导工作及全国名老中医药专家工作室建设工作以来，更是培养了一大批优秀的中医临床人才和深受百姓爱戴的知名专家，为了更好地总结、凝练、传承这些大家、名医的学术思想，展现近 20 年来我院在名老中医药传承工作中取得的成果，医院联合中国中医药出版社策划编撰了本套丛书。

该丛书囊括我院内、外、妇、儿等专业中医名家的临证经验，每位专家经验独立成册。每册按照医家小传、学术精华、临证精粹、弟子心悟等四个章节进行编写。其中"医家小传"涵盖了医家简介、成才之路；"学术精华"介绍名老中医药专家对中医的认识、各自的学术观点及自身的独特临证思想；"临证精粹"写出了名老中医药专家通过多年临床实践积累的丰富而宝贵的经验，如专病的临床诊疗特点、诊疗原则、用药特点、经验用方等；"弟子心悟"则从老中医们传承者的视角解读对名老中医专家中医临证经验、中医思维及临床诊疗用药的感悟，同时还有传承者自己的创新和发挥，充分体现了中医药传承创新发展的基本脉络。

本套丛书着重突出以下特点：①注重原汁原味的传承：

我们尽可能地收集能反映名老中医药专家成长、成才的真实一手材料，深刻体悟他们成长经历中蕴含的学习中医的心得，学术理论和临床实践特色形成的背景。②立体化、全方位展现名老中医学术思想：丛书从名老中医、继承者等不同角度展现名老中医专家最擅长疾病的诊疗，结合典型医案，系统、全面地展现名老中医药专家的学术思想和临证特色。

希望本套丛书的出版能够更好地传播我院全国名老中医专家毕生经验，全面展现他们的学术思想内涵，深入挖掘中医药宝库中的精华，为立志传承岐黄薪火的新一代医者提供宝贵的学习经验。为此，丛书编委会的各位专家本着严谨求实、保质保量的原则，集思广益，共同完成了本套丛书的编写，在此谨向各位名老中医专家及编者表示崇高的敬意和真诚的谢意！

丛书在编写的过程中，得到了王永炎院士、张伯礼院士、国医大师张磊教授等老前辈的指导和帮助，在此表示衷心的感谢和诚挚的敬意！

河南中医药大学第一附属医院

2021 年 8 月 30 日

本书序

　　王万林教授是全国著名的中医学家，全国第五批老中医药专家学术经验继承工作指导老师。他少时苦心求学，初学西医，后习中医，求知若渴，学有所成，耕耘杏林50余载，在乳腺疾病、甲状腺疾病、前列腺疾病等中医外科疾病治疗方面颇有建树。尤其是他对乳腺疾病的治疗方法，钻研更深。

　　为了传承王教授的学术思想，更为了推广河南中医药大学第一附属医院乳腺外科在乳腺疾病方面积累的临床经验，在河南省学术技术带头人程旭锋教授主持下，王万林全国名老中医药专家传承工作室成员以及该院乳腺外科各级医师积极参与，系统整理和总结了王教授中西医结合治疗乳腺病的心得与科室的一些工作经验，写成《王万林论治乳腺疾病》一书。

　　全书系统介绍王万林教授的从医经历、学术精华，总结王教授对常见乳腺疾病独特的中医诊疗思路及经验，为读者在日常诊疗中提供了参考与指导。王教授以"中医为体，西医为用，病证结合"的思想贯穿治疗乳腺疾病的始终。结合乳腺位于体表，又提出"整体与局部结合，内外并举"的治疗大法，以及通过"经乳同调，以通为用"的独特视角，对浆细胞性乳腺炎、肉芽肿性乳腺炎、晚期乳腺癌等乳腺疑难病种的诊疗进行分析及总结。纵观全书，既有王教授诊治乳腺疾病提纲挈领的学术理论阐发，也有细致入微的遣方用药心得介绍，从多层次多角度展现了王教授的医家风范。

王万林教授也是我的老师，在中医外科工作中勤勉、努力，始终重视临床工作，虽已至耋耄之年，仍坚持门诊看病。中医的继承与学习不是一朝一夕的，要不断学习，不断临床，不断总结，不断思考。对王教授治疗乳腺疾病经验的总结，是促进中医外科临证经验传承的重要工作。此书的出版，是对王教授50余年临床经验的总结和升华，很好地丰富了中医治疗乳腺疾病的思路与方法，彰显中医药防治乳腺疾病的优势与特色，足资后学！该书可以作为致力于发展中医外科事业的医师提高临床水平的重要参考。

裴晓华

2021 年 11 月 12 日于北京

目 录

第一章 医家小传

第二章 学术精华

第三章 临证精粹

第四章　弟子心悟

第一章
医家小传

王万林，男，蒙古族，1937年生，河南省镇平人，1965年毕业于河南医学院（现郑州大学医学院）医疗系。河南中医药大学第一附属医院主任医师，教授，从事中医外科疾病的临床、教学、科研工作50余年，尤其对乳腺疾病的诊疗有丰富的临床经验。先后培养博士研究生、硕士研究生若干名，在早期临床工作中培养出赵本征、赵坤、赵文霞、王新志、张怀亮、杨国红、王丽娜等一批优秀的中医临床工作者，先后多次被河南中医学院评为"三育人"先进教师。历任河南中医学院第一附属医院医务科主任、河南中医学院第一附属医院国医堂主任、第二届河南省名中医评审委员、九三学社河南省医药卫生工作委员会委员、第五批全国名老中医药专家学术经验继承工作指导老师；出版专著1部，发表医学论文20多篇，"结合灵治疗输尿管结石223例"临床研究获得1985年河南省科学技术进步奖三等奖。

一、立志从医，精益求精

王万林出生在积贫积弱、战乱遍南北的旧中国，民众生活苦不堪言，加之灾荒时至、传染性疾病肆虐，使广大人民的生活更是雪上加霜，健康水平十分低下，到处缺医少药。王万林见证了民众的疾苦，立志从医。中华人民共和国成立后，教育事业重回正轨，王万林勤奋学习，1952年高中毕业，高考成绩优异的他，因家庭原因，无奈放弃了更好的医学院校，选择了当时位于镇平县的河南省卫生厅护理学校学习医学护理知识，以期为以后的求医之路奠定基础。1953年学习期满，王万林由于成绩优异，受组织调派先后至洛阳六一四部队医院、洛阳志愿军医院任部队卫生员。在此期间，王万林抓住每一个学习的机会，多次报名参加医学培训，不断提高医学技能；且多次随军下乡，为基层群众提供医疗救治服务。当时基层医疗环境极差，条件艰苦，每天工作繁重，但因王万林对医学抱以赤诚之心，身疲心悦，收获颇多。4年的部队生活，每天跟军人朝夕相处，也培养了他坚毅不屈、勇于奉献、严格自律、恪尽职守的品格。为进一步提高自己的医学专业素养，1957年王万林至焦作卫校系统学习专业的护理知识，加之之前丰富的护理经验，顺利毕业，回归部队医院工作。但王万林始终心怀医学梦并自学临床医学知识。1960年，他终于等到了河南医学院招生并顺利被医疗系录取。他对于这次学习机会格外珍惜，5年的大学生活，勤奋好学，如饥似渴地学习临床医学知识。毕业后他被分配至黄河医院从事西医外科的临床工作。在从事西医外科4年的时间里，王万林严格要求自己，不敢懈怠，珍惜每一个动手操作的机会，学习当时先进的手术方法，在手术操作方面已能独当一面。

王万林真正接触中医，是从1969年受组织调派至河南中医学院一附院普外科工作开始。中医的工作经历使王万林深刻认识到中医的重要性，领略到中医的魅力，认为中西医结合能够快速有效地治疗疾病。1970年，王万林积极报名参加医院"西学中学习班"，系统学习中医知识，勤学善思，对中医基础理论、中医诊断学、中药学、方剂学、中医内科学、中医外科学等教材和相关著作反复研读，并结合西医所学，对中医理论有了更深的理解和认识，逐渐形成中医临床思维，且深深地被中医的疗效所折服，对中医的兴趣与热爱一发不可收拾。同时，王万林跟随吴润苍、连方等中医外科专家学习中医外科的临床知识，逐步在甲状腺疾病、前列腺疾病、乳腺疾病等疾病的诊治中形成了独特的诊疗思路，且带头成立了"三腺研究组"，致力于甲状腺、前列腺、乳腺疾病的中医临床与科研工作。王万林在浓厚的中医氛围中不断被熏陶，耳濡目染，中医功底日渐精进，得到越来越多患者的信任，其精湛医术被口耳相传。1985年以后因门诊乳腺疾病患者较多，王万林开始主攻乳腺疾病的诊疗，其间积累了丰富的乳腺疾病治疗经验。20世纪90年代，河南省中医药事业进入快速发展阶段。1993年河南中医学院第一附属医院返聘离退休名老中医专家成立国医堂，已经56岁的王万林接受重托担任国医堂主任，他仍以学生身份定期跟随每位专家学习，其间谦逊尊师，端茶倒水，写方抄药，不敢懈怠。各位专家亲切地称他为"堂主"。也正是在此期间，王万林跟随刘彦桐、黄明志、杨有鹤、焦占信等名老中医学习，各位专家为其谦逊好学所动，故将其经验倾囊相授。王万林集百家所长，在临床中望闻问切，反复思悟，精益求精，逐渐形成自己独特的诊疗特色。

二、仁心仁术，德才兼备

王万林教授致力于临床，每天能够坐在诊室中为患者看诊是他最大的心愿。现在他虽已至耄耋之年，但一刻也不愿停下忙碌的脚步，门诊时间从周一至周六每天都对患者开放，为的是患者每天来医院都可以找到他。在国医堂坐诊的25年中，他有一个习惯，早上6：50或下午12：50开诊，无论春夏秋冬，还是刮风下雨都没有改变过，而医院正常的门诊开放时间一般是早上8：00或下午2：30，之所以要提前开诊，就是考虑到外地患者来回路途时间较长，为了使那些很早就在门诊等候的外地患者能早些就诊、早些拿到药赶上回家的车。而患者也熟知王教授的看诊习惯，被他这种奉献精神所感动，为了能让王教授早点结束门诊，患者们都准时就诊，秩序井然，从不喧哗吵闹，好多患者都感慨："王教授不仅医术好，医德更好，每次来他都在，看到他心里就很踏实！"

同时，患者也是王教授的精神支柱。无论什么时候，只要想到患者在等自己看诊，王教授身上就有用不完的劲儿。一次，王教授在坐诊时感到全身一阵阵发冷，自己摸了摸额头觉得应该是发烧了，并且温度应该不低，但是他没有告诉跟他坐诊的学生，而是坚持了5个多小时，送走了所有患者之后才给自己的家人打电话。他说："我不能因为自己的一点不舒服就让这么多患者白跑一趟，耽误他们的时间，我可以坚持就坚持一下，没那么娇气。"家人把他带到急诊科一测体温：40℃。考虑到王教授82岁高龄，医院建议住院治疗。王教授却说："我不能住院，我住院了，我门诊的患者怎么办？他们好多都预约门诊了，我不能住院。"此时，高热使王教授的精神头儿已大不如前，家人担心王教授的健康，执意坚持必须住院并且暂停门诊，王教授拗不过家人，最终办理了住院手续，但就在住院的第二天，王教授还是去门诊坐诊了。他跟医生护士商量："我如果上午门诊，就下午来输液，我如果下午门诊，就上午来输液，不能把我拴在这，我得去看看我的患者。"主管医生和护士被这个固执可爱的老爷子所感动，最终同意王教授在家人的陪同下去门诊坐诊。就这样，住院期间王教授每天坚持去门诊，王教授说："患者是我逐渐好起来的精神良药。"

王教授对待患者总是极有耐心，和颜悦色，询及所苦，循循善诱，无论贫富、老幼皆悉心诊治，从不敷衍。王教授说："患者但凡到了这里都是被疾病折磨得痛苦不堪，身体不舒服，心中有苦，精神上肯定有压力，我们更应该理解他们，问诊时不可急躁，能劝慰就尽量劝慰几句。在我们看来就是几句话，但对患者就是继续治疗的信心和希望。"好多患者来就诊时对王教授都极其尊敬，有的称"王教授"，有的称"叔叔、伯伯"，年龄小的称王教授为"王爷爷"，王教授也很是随和，看诊结束后跟患者都会交谈几句，以示慰藉。好多乳腺癌患者都说："我们都得定时来看看王教授，让王教授搭搭脉，和他聊几句，笑两声，我们就觉得病能好一半了，就更有信心了。"

王教授几十年如一日地坚守在临床一线，经历岁月的历练，老而弥坚。他对医学事业报以赤诚之心，对病患抱以无私奉献的仁爱之心，始终坚守着"以救死扶伤为己任"的初心，用行动诠释着"白衣天使"的真谛！

三、尊师重道，涌泉相报

王教授说："我能在中医临床有一番领悟，全得益于那些愿意教我知识的老先生们，他们教我的知识使我受用一生，所以我时刻都感激他们，他们有什么需要，只要在我能力范围内，我就一定去帮他们。"王教授时刻感念他的老师们，每每提起，想到跟他们求学时的经历，内心都感激不已。

王教授在国医堂做"堂主"期间，定期跟随中医名老专家坐诊，王教授从不以"主任"身份自居，相反，每天立侍老专家们左右，俯身倾耳以请。一次院领导找到王教授谈话："你对那些老专家们是真好啊！对他们的事情都很上心。"王教授说："不是我对他们好，是他们对我好，我只是做了一些端茶倒水的小事，是我分内之事，但是他们则愿意把他们几十年总结的经验教授与我，将心比心，我为他们做的这点小事还不及他们给我的十分之一。"也正是这种尊师重道，懂得感恩的精神，使王教授得到了那些老专家们的认同与支持。王教授带领着"国医堂"这个"老骥伏枥，壮心不已"的集体多次荣获"河南省先进集体"荣誉称号；也正是这种精神，使王教授汲取了百家精华，承古拓新，独成一派，造福了更多病患。

王教授不仅在工作上事无巨细地为老先生们坐诊提供便利，在生活上也是尽己所能去关心照顾他们。无论再忙，无论白天晚上，一旦听说哪个老师身体不舒服，立即赶去探望照顾。一次，一位老师生病，王教授闻讯立即赶去老先生家中，当时郑州的交通并不发达，且从医院至郑州西郊外路程很远，王教授不计麻烦前去探望。并且其后一段时间下班后无事就至老先生病床前照顾，直至好转出院。当时著名的中医刘彦桐老先生与王教授师生之情颇深，王教授十分珍视这份恩情，至今仍时常感怀。刘彦桐在国医堂坐诊时被王教授的品行德操所感动，对王教授十分喜欢。刘彦桐老先生祖上为武进名医，对中医经典独得其要，在王教授跟其坐诊时毫不吝啬，亲自传授王教授如何看病辨证、开方用药、临证加减，并答疑解惑，王教授受益匪浅。刘先生年老体弱，时常身体不适，王教授每闻此讯即刻赶往开封探望，直至刘先生去世。王教授对老师们的情谊时刻铭记于心，对他们的家人也视为亲人。一年春节，有个老师的女儿因精神失常在精神病医院治疗，后因病情可控所在医院要求其出院，王教授闻讯即到医院接她，并亲自将其送往开封老家，患者家人对此感激不尽。至今，那些老师们的家属对于王教授也十分敬爱，常去王教授家中问候探望。

王教授说："一日为师终身为父，如今我能得到大家的认可，对中医有独到的理解和运用，是那些老先生们倾心栽培的结果，一个医生无论你医术再高明，都是学习前辈们的经验逐渐成长起来的，特别是中医这门极注重经验传承的医学，这种师生情谊是难以忘怀的，也是永远应该懂得感恩、涌泉相报的。"

四、言传身教，良师益友

王教授从教 40 余年，学生包括本科生、研究生、进修生等不计其数。王教授临床经验丰富，在校带教期间善于运用临床案例教学，将中医外科知识与临床实际病案相结合，在病案分析中引导学生辨病辨证相结合，培养学生的临床思辨能力。王教授讲课思路清晰严谨，深入浅出，循循善诱，病案典型，语言风趣幽默；对于学生的提问，王教授答疑解惑，言尽其详，深得学生喜爱。王教授所带班级学生成绩优异，王教授也先后多次被学院评为"教书育人"先进教师、"三育人"先进个人等。在临床带教期间，王教授更多地锻炼学生的临床动手能力及临床思维，对于外科日常换药、手术操作都亲自演示、手把手教学，同时也给予学生足够的动手机会，让学生眼、耳、手、脑并用，加深对课本知识和临床实践的记忆。王教授曾先后带教出全国著名中医赵本征、赵坤、赵文霞、王新志、张怀亮等一批优秀中医大家，为中医药事业发展注入新生动力贡献了自己的力量。

而今，王教授虽已退休，不再从事学校教学工作，但仍在临床一线带教，培养年青一代医生，无私地将自己的经验传授给他们。他每周数次门诊，悉心教授跟诊的学生如何问诊、诊察脉象、查体、辨病辨证，用药时针对患者病情的注意事项等；且王教授鼓励学生形成自己的诊疗思路，积极与学生交流诊疗经验，让学生表达自己对疾病的理解及辨证用药，如有不妥便加以讲解修正，如觉有理，便运用学生所提之法以示鼓励，不断培养学生对中医临床诊疗的兴趣，逐步使学生树立起学习中医的信心。

王教授在临床中以身示范，言传身教，展示德才兼备的国医品质，对学生的影响是潜移默化的。他在临床带教中十分注重自己的言行德操对学生的影响，他说："学生们刚从校园走入临床，老师们的临床行为会给他们留下深刻记忆，并可能影响他们一生的从医之路，为人师表，我必须对他们负责，规范自己的言行。"王教授也正是这样做的。许多跟诊的学生深入基层后都是以王教授的品行操守为榜样，运用王教授传授的诊疗经验看诊，无论是医术还是医德，都得到很多患者的信任和认可。

王教授对待学生十分亲切和蔼，跟其学习的学生都十分敬爱王教授。每逢节日，王教授都会让学生们去家中坐坐，款以家常便饭，师生之间相互交流，无论在学术还是生活方面，王教授总是以爱护的心态对待学生，学生们也对王教授交心而谈，工作中的疑问，生活中的困惑，王教授都以师长的身份引导解惑，以朋友的身份宽慰鼓励，亦师亦友，无话不谈，师生之情十分真挚。

第二章

学术精华

一、中医为体，西医为用，病证结合

王教授认为，中医与西医没有优劣之分，只是用处不同而已，适时运用恰当的诊疗方法是最为重要的。无论西医还是中医，治疗的前提是诊断，诊断首先应该辨别疾病。病名是对疾病核心的概括，代表对疾病本质的认识，具有提纲挈领的作用。"识病"是疾病诊疗最核心的部分，对后续疾病的治疗起到关键指导作用，中医病名具有浓厚的症状学色彩，多以患者典型的症状或体征命名，但容易出现一病多名或多病同名的现象，临床容易混淆，对某些疾病的概况过于笼统、模糊，对疾病的认识不够准确，缺乏独立性和代表性。随着西医学的发展，既往常见的中医病名已经不能涵盖现代疾病的病因、病理及临床证候等特征。与中医相比，西医对疾病的认识更深刻、客观，建立在自然科学基础上的西医病名，无疑具有更为丰富、具体、客观的内涵，更接近疾病的本质。但临床中经常会有"有证无病"的现象，西医检查、检验没有任何异常，但患者却被临床症状所累，这是需要治疗的；且西医采用"一刀切"的治疗方案，一旦诊断为某种疾病，就只有固定的诊疗方案，不论男女老幼、体质如何皆用此法。比如"上呼吸道感染"，不分外感风寒还是风热，均给予消炎抗感染治疗，忽视了疾病在发生、演变过程中的变化。此时就需要结合中医的辨证论治之法，辨证论治是中医临床的精髓，包括辨证和论治两个过程。辨证是论治的前提和依据，是整个诊疗过程中非常关键的前提和重要的环节。辨证的过程即为采集四诊信息，分析并辨清疾病的病因、性质、部位以及邪正之间关系的过程，尤其是"三因制宜"的辨证方法，与西医学的"精准治疗"不谋而合，根据每个患者的个体特征，因时因地，量体裁衣式地制订个性化治疗方案，即"同病异治"。

王教授在诊疗过程中注重"中西医结合诊疗"，运用西医病名与中医辨证相结合，通过西医病名了解疾病的本质，结合中医辨证明确疾病所处的阶段及虚实、寒热、阴阳、表里之间的关系，提高诊疗的规范性和疗效。也正是在西医病名与中医辨证结合的过程中，王教授形成了"病→证→症"的辨证思维模式。王教授认为病是本质，证是现象，病统辖证，证从属于病；病名为纲，着眼于疾病病理变化的全过程，揭示疾病的根本矛盾；证候为目，揭示疾病阶段性的主要矛盾。"病→证→症"三位一体的诊疗模式既考虑病的连续性、特异性，又照顾到证的阶段性、非特异性，辨病是准确辨证的基础和前提，辨证是对疾病认识的深化和补充。临床只有将辨证与辨病有机结合，才能从不同角度、不同层次准确把握疾病的本质。"辨病分证"是中医治疗疾病的灵魂，辨病是诊断疾病的第一步，分证是诊断疾病的第二步。只有辨病分证准确，因人、因时、因地制宜，同时结合中医的整体观确定治则治法，才能达到"证消病愈"的目的。

同时，王教授不仅在辨病辨证中注重中西医结合，在治疗过程中也强烈主张在疾病的某些阶段运用中西医结合的治疗方法。如王教授认为，粉刺性乳痈可以分为4个阶段：溢液期、肿块期、脓肿期、瘘管期。溢液期多见于浆细胞性乳腺炎早期，以乳头溢液为主要症状，先天乳头凹陷、分泌物排出不畅是本病发生的主要原因之一，此时应该运用现代检查手段排除垂体病变后，采用乳管镜冲洗导管内分泌物，并予手法或乳头矫正器以纠正凹陷的乳头等对症治疗措施，同时给予疏肝理气、健脾利湿的中药内服，调整机体内环境以达到"标本兼治"的目的。王教授认为，肿块期多表现为肝经蕴热证和痰湿瘀滞证，中医治疗给予疏肝清热、散结消痈或温阳补血、散寒通滞的口服汤剂治疗，同时运用中医外治的中药塌渍、中药封包、中药提取物注射液等箍围肿块，使肿块逐渐变软、变小或托毒外出以成脓；如若肿块增大迅速，或全身症状较重伴有关节病变时，适时适量应用地塞米松控制全身的炎症反应，应用枸橼酸托瑞米芬片，可以减轻激素水平的波动对于乳房的影响。若患者处于脓肿期，脓肿范围较小者运用火针烙口、药线引流等方法提脓排腐；脓肿范围较大者建议患者手术切开引流，切开清除脓腔、坏死组织，切断病变导管，纠正乳头凹陷，达到直接祛除邪毒的作用；术后运用黄柏液等中药制剂冲洗创腔，以清热解毒，去腐生肌，待创腔内脓腐排净，新肉长出，创腔逐渐缩小时，给予第二次手术缝合创腔，术后继续给予中药塌渍、中药封包等外治及托里消毒散加减的中药内服以达到清热解毒，益气养血，祛除余毒，防止复发之效。瘘管期为难治阶段，常以中医治疗为主，运用蘸有提脓去腐、生肌敛疮的药线引流；若为深层瘘管、创腔较大者还应加用棉垫或纱布块垫压空腔或窦道，再予加压绑缚，促进空腔及窦道贴合生长等措施促进创腔愈合。

对西医具有有效治疗手段的恶性肿瘤，王教授主张以有效的西医治疗为主，在疾病的不同阶段配合中医中药治疗。王教授在乳腺癌的治疗过程中，强调首先运用西医的穿刺活检、病理学检测手段明确疾病的病理类型及免疫组化，治疗早期首选各种根治性手术方式，削减肿瘤发展趋势，再根据乳腺癌临床病理分型选取恰当的放化疗、内分泌治疗、靶向治疗等方案。上述治疗中应该配合中医药治疗。围术期气血耗伤较多，多以益气养血为主，促进术后恢复；抗肿瘤治疗过程中则应辨别正邪之势，或驱邪为主佐以扶正，或扶正为主佐以驱邪，再根据患者的临床症状随证加减。王教授主张应用西医辨病，明确诊断，运用西医检查手段了解全身脏器有无复发转移征象；再运用中医思维，辨证分期、分型论治。即暂不考虑乳腺癌患者临床病理分型，而是主要根据西医诊断，将乳腺癌分为两期。一为稳定期，指患者已行手术、放化疗或靶向治疗，无论是否接受了内分泌治疗，未发生复发转移之前。该期中医中药主要治疗目的是减轻或消除患者各种临床不适症状，增强患者抗肿瘤能力，预防复发转移。二为转移期，指已发生复发转移，该期主要治疗目的是抑制癌毒，稳定瘤灶，缓解临床症状，减轻痛苦，提高患者生活质量，延长带瘤生存时间。通过西医放化疗、内分泌治疗、靶向治疗，可以杀死绝大多数的肿瘤细胞，结合中医辨证分型论治，补助正气，提高机体抗邪能力，既可以进一步杀死未被免疫系统识别的肿瘤细胞，又可以抑制肿瘤生长微环境，防止肿瘤的复发和转移。中西合璧，优势互补，加速了人类抗肿瘤的研究进程。

二、整体与局部相结合，内外并举，标本兼治

王教授认为，整体辨证是中医辨证论治的基础，但乳房作为人体的一个体表器官，其局部病变特征对于诊断也是不可或缺的。且乳腺疾病属于中医外科病种之一，中医外科疾病以局部病灶的存在为特征，故应注重局部病变的治疗。但局部病变往往是脏腑内在病变在局部的反映，因此必须立足整体。坚持局部辨证与整体辨证结合，外在表现与脏腑内在病变结合，辨证施治。在内治调节整体、治本的前提下，予以局部外治之法，乳房通过乳络将药物吸收，使药物直达病所，达到治标作用。如此，标本结合，整体与局部兼顾，才能取得较好疗效。

如对乳腺增生病的治疗，多从"郁"和"痰"论治。王教授认为乳腺增生病应以"郁"为源，以"痰"为因，痰郁交错互结，病情渐重，以肝郁痰凝为其主要病机；予以乳癖汤疏肝解郁，化痰散结；外治之理即内治之理，外治之药即内治之药，故外治之法亦为"顺气解郁化痰"，给予乳癖散结中药硬膏，行气畅郁化痰，强调痰郁共治，内外同行。由此，肝气得舒，全身气机调畅，乳房局部气血调和，故"痰"和"郁"随气行渐消，疼痛和肿块随之而消，腺体亦逐渐恢复正常。对于乳房良性肿瘤，王教授主张手术切除局部病变以治标，术后中医中药整体治疗以治本。手术作为最直接、最彻底的方法去除局部肿瘤，术后给予疏肝解郁、化痰散结、调畅冲任、调补肝肾等中药整体治疗，改变肿瘤生长的"大环

境"，配合局部应用乳癖散结止痛膏、中药塌渍等外治疗法软坚散结、行气止痛，改变肿瘤赖以生存的"土壤"环境，使肿瘤细胞生长乏源，由此达到防止复发之效。

对于肉芽肿性乳腺炎，其辨证论治需局部与整体相结合。虽同为肿块期，若乳房局部红肿疼痛，皮温升高，按之灼热，但未成脓，伴同侧腋窝淋巴结肿大、压痛明显，全身症状不明显或伴有低热，舌质红，苔薄黄，脉弦滑或滑数，辨证属肝经蕴热证，治以柴胡清肝汤加减，以疏肝清热，散结消痈，外敷如意金黄膏，清热消肿止痛。若乳房肿块无焮红肿痛，皮温不高，伴有面色苍白、四肢冷、畏寒，舌质淡，苔薄白，脉沉细或滑，则属痰湿瘀滞证，以阳和汤加减，以温阳补血，散寒通滞，外敷阳和解凝膏，以温阳化湿，消肿散结。

乳腺癌虽为乳腺恶性肿瘤，但属于全身性疾病，原发性乳腺癌肿只是全身性疾病的局部表现。王教授认为，无论是西医的化疗、激素治疗，还是中医中药内服治疗，都应视为整体治疗；而手术治疗、放疗及局部症状处理都应作为局部治疗。乳腺癌的整体治疗与局部治疗是缺一不可的，整体治疗的目的是杀死残存的肿瘤细胞，补足正气，调整内环境，防止复发，局部治疗是缓解症状，提高患者生存质量。

三、肝肾为本，冲任为要，脾胃为枢

王教授认为乳房疾病的发生与肝肾、冲任、脾胃关系密不可分，多因肝失疏泄、肝肾亏虚、冲任失调、脾失健运、胃失和降、痰瘀之邪内蕴日久，结于乳络所致，其中以"肝

郁"为本。清代叶天士在《临证指南医案》中提出"女子以肝为先天"。女子经、孕、产、乳皆依赖肝藏血与疏泄的生理功能。肝气调达、肝血充足，能滋生肾精，令气机调畅、气血调和、冲任协调；女子以血为本，以气为用，肝为藏血之脏，司血海，主疏泄，使全身气血通而不滞，散而不郁。若肝疏泄失常，会有两种表现：其一为疏泄不及，即情志不遂，气机抑郁，肝气郁结，失于宣泄，或因肝之阴阳气血不足，肝阳升发无力，气滞血瘀，经脉阻塞，气机阻滞于乳房，就会出现乳房胀痛，郁结日久，致气不行血，血运不畅，发为硬肿，乳房结块。叶天士曾提到"女子以肝为先天，易于拂郁，郁则气滞血阻"。其二为疏泄太过，肝阳气火升动，过于亢奋，烦躁易怒，肝火循经上扰，炼液成痰，痰瘀互结，停于乳房发为肿块。

肝藏血，血生精，肾藏精，精化血，精血同源。肝血可以滋养肾精，肾精可促使肝血的充盈。肝气升发主疏泄，保证全身气机处于行而不滞、稳定有序的状态，而肾主封藏，保证人体之精不妄泄，两者相互为用、相互制约。肝之疏泄条达，使肾的封藏开合有度，血脉充盈，月事按时以下，行经通畅，冲任条达，经乳俱安；肝失疏泄、肝不藏血，使其所藏之血不能输送至肾并化为肾精，精血不足，血脉匮乏，易至气血瘀阻经络，发为乳房则成肿块、疼痛，在胞宫则为痛经、血块。乳房的发育是在雌激素的作用下，乳腺细胞增生，垂体催乳素直接作用于乳腺使之发育及产生、分泌乳汁。"天癸"相当于雌激素等物质在女子月经、乳房生长发育等方面所起的作用。所以女子乳房的生长发育是肾中精气作用的结果。

《医学真传》提出："冲任之血，肝所主也。"冲任为一身之"血海"，隶属于肝肾，肝藏血，主疏泄，肝气调达，血脉充盈，则肾精充盛，冲任调和。王教授认为肝气郁阻，疏泄失常，可致肾脏封藏失职，冲任失调，经脉血海充盈而未满，疏泄不畅，经前气血瘀滞，聚于冲任，经脉壅聚阻滞，故乳痛在经前较重，肿块增大；经后经血排出，血海空虚，乳痛减轻甚无明显疼痛，但仍血脉凝结，久之聚而不散，故结块坚硬不消。

木之性主疏泄，食气入胃则全赖肝木之气以疏泄，则水谷乃化；若肝失疏泄，脾胃升降失常，气机失调，则精血津液疏布失常，久之炼津成痰；若肝木乘脾土，肝强脾更弱，运化水液失常，痰湿停聚，或脾虚气血生化不足不得养肝体，气虚血虚，气不行血，致气血、痰湿阻滞经络，发于乳房为病。

王教授认为乳腺疾病以"肝郁"为先，肝疏泄失调可导致肾虚精亏、冲任失调、脾胃运化失常等一系列脏腑功能的失常，出现气滞、痰凝、血瘀等病理变化，并提出"治乳先治肝，气调乳自安"的治疗原则。对于乳腺增生性疾病及乳腺良性肿瘤，王教授治疗以"疏肝化痰"为法，同时佐以补肾、调畅冲任之药，方中多用柴胡、白芍、郁金、延胡索、香附等疏肝行气之品，意在解除双乳胀痛不适之急，共奏行气畅郁行滞之效。王教授发现，多数患者乳房胀痛不适症状表现为经前加重，经后缓解，且多伴有经少、痛经、月经血块、经期不规律等月经不调之症，故常用当归、红花、桃仁活血化瘀畅冲任；痰郁已消，冲任已通而未充，故用菟丝子、巴戟天、女贞子养肝肾，补冲任。由此，气顺痰消，肾精充盛，冲任调和，则经乳俱安。

对于粉刺性乳痈而言，其早期阶段溢液期、肿块初期都以"肝郁"为主，溢液期为肝郁横克脾土，脾失健运，水湿聚于乳络出现溢液，故治疗以疏肝理气、健脾利湿为法，以柴胡疏肝散加薏苡仁、泽泻、茯苓、白术等健脾益气利湿之品；肿块初期，乳晕部肿块伴局部疼痛不适，肿块可向某一象限延伸，伴红肿疼痛，皮温升高，按之灼热，但未成脓，舌质红，苔薄黄腻，脉弦滑或滑数，一派肝经蕴热之象，因患者平素性情急躁，气郁多化火，肝经布于胁肋，绕乳头而行，肝经有热，乳络不通，湿浊内生，热毒聚积而引起气滞血瘀、痰湿阻塞乳络，结聚成块，日久化热，终至肉腐而为脓肿，治疗多以疏肝清热、散结消痈为法，以柴胡清肝汤加生山楂、夏枯草、皂角刺、桔梗等。

对于乳腺恶性肿瘤，王教授认为"肝郁"贯穿整个乳腺癌疾病的始终，相对于其他恶性肿瘤患者，乳腺癌的发病群体主要为女性，女子禀性较柔弱，易于情绪激动或抑郁，乳腺癌患者的焦虑、抑郁等精神病学症状的发生率更高，主要原因为乳腺癌患者除面临确诊恶性肿瘤这个应激事件、担心生存时间缩短、复发转移、社会支持相对不足外，同时还需要面对手术等治疗造成的身体形象受损、性生活受影响及肿瘤相关治疗的并发症等，故乳腺癌患者多表现为焦虑、抑郁、失眠、烦躁易怒等情志不畅之症，王教授在乳腺癌的治疗过程中，除针对主证辨证施治外，治疗始终要佐以疏肝理气、调畅情志、安神助眠之品，如甘麦大枣汤、百合知母汤及合欢皮、远志、酸枣仁等。

四、阴常有余，阳常不足，引火归原

王教授认为，女子属阴，本属多阴多血之躯，体阴而用阳，唯阳气常显不足，且随着当今社会人们生活方式的改变，现代人伤阳损阳的情况明显增加，加速了机体阳气的耗损，故今人以阳气不足或阳气亏虚为多见，女子更甚。临床所见患乳腺疾病的女性，常伴有痛经、血块，畏寒怕冷，手脚冰凉，腰骶酸冷，小腹怕凉，疼痛得暖则舒，受凉则重等症状，这些症状正是"阳虚则寒"的表现。阳动而散故化气，阴静而凝故成形，阳虚则"阳化气"不及，脏腑功能失调，失于温煦而鼓动无力，对阴邪不能形成有效的温化及抑制作用，导致"阴成形"太过，而见异常肿物的形成，在乳房就表现为增生、肿块甚至为癌肿；在生殖系统就表现为子宫肌瘤、卵巢囊肿，甚至是宫颈癌、卵巢癌等恶性肿瘤；同时，有形之邪壅遏阳气，使之无法通达身体各处，故更加重上述症状。由此形成"阳常不足，阴常有余"的恶性循环。

肾为水火之脏，相火之所居，元阳之所系，肾为气之根，是机体一切生命活动的原动力，"五脏之阴非此不能滋，五脏之阳非此不能发"，肾阳亏虚，气化无力，有形之邪停聚，气滞、痰凝、瘀血积于乳络，久生毒邪，发于乳房；而乳腺疾病患者多以"肝郁"为本，气郁多从火化，相火旺盛，上焦郁火，下焦虚寒，上实下虚，上热下寒。《内经知要》云："人身以阳气为主，用药以扶阳为先……下焦阳气不能收藏，须求肾纳气。"故王教授多以"引火归原"之法治之，"引火归原"意非大行补肾壮阳之品以补火，而在微微生火，即生肾气也，旨在少火生气，此亦取"益火之源，以消阴翳"之效。

王教授认为，乳腺癌患者由于病程日久，正邪交争，其机体阳气加速虚损，导致寒湿痰瘀等阴邪进一步增加，而阴邪又伤阳气，从而出现邪愈盛、正愈虚的恶性循环。如很多乳腺癌患者因服用内分泌药物或早期的大剂量化疗药物损伤，常常精神不振，阳气内郁不能通达，时间较长则不能制阴，而出现阴气相对偏盛的寒邪凝滞之象，多是阳气不能外达温煦、推动、防御及兴奋功能减退所致。临床上主要表现为面色㿠白，畏寒肢冷，喜静蜷卧，神疲乏力，易感冒，舌淡苔白，脉沉细或迟细。如复发、转移性乳腺癌患者精气神日益衰弱，临床常见神疲乏力、畏寒肢冷等症状，均是阳气虚衰的表现；放化疗后脾胃虚弱、功能紊乱出现恶心、呕吐为脾胃阳虚，寒湿困脾；放化疗后骨髓抑制、白细胞数低属正气大伤，脾肾两虚；癌性疼痛多由于肿瘤患者病程日久、寒湿瘀虚夹杂，经络不通或经络不荣所致；肝、肺转移患者多因脾肾阳虚、三焦水道不利，水液潴留，积为胸腔积液、腹腔积液；乳腺癌晚期患者阳气亏虚，肠道传导无力；或阴血不足，肠道濡润失养，常出现便秘。由此可见，乳腺癌患者无论是自身病理发展结局，还是并发症，其术后、化疗、放疗后的不良反应，均普遍表现为一派"阳常不足，阴常有余"的证候特点。王教授认为乳腺癌患者本已正气虚弱，虽为肾阳虚微之证，但"虚不受补"，若峻补元阳，则有"壮火食气"

之弊，因此，乳腺癌的治疗过程应始终以温补肾气、保扶阳气为本。多以"肾气丸"加巴戟天、肉苁蓉等温肾补气、引火归原、通阳散结，加桂枝、麻黄、细辛温阳通络，散寒通利血脉，此方采用少量附子、桂枝等辛热之剂的同时投以大量滋阴药，其组方之要为微微生火，鼓舞肾气，即"少火生气"之义。且王教授尤喜用巴戟天、肉苁蓉二味，因其温而不燥，补而不峻，如陈士铎于《辨证录》中曰："予所以不用桂附而用巴戟天，取其能引火而又能补水，则肾中无干燥之虞，而咽喉有清肃之益，此巴戟天所以胜桂附也。"

五、经乳同调，引血下行

王教授认为胞宫和乳房在生理上通过气血、冲任、肝肾相互联系，同时也受气血、冲任、肝肾的调节；在病理上相互传变，因此乳腺疾病应上下同治、经乳同调。

乳房和胞宫都源于冲任之气血。冲任上系两乳、下达胞宫，冲任纳肝、肾、脾胃之气血以平调之，上灌于乳房，下注于胞宫；肾藏精，注于冲任，而天癸、阳明气血皆注于冲任；肝之藏血、疏泄主乎冲任之通调。故冲任非但仅为十二经之湖泽，秉受十二经之余气，上养乳房，下盈胞宫而已，而且有调和诸经之气的功能，并灌养于乳房、胞宫。如生理状态下，女子"二七而天癸至，任脉通，太冲脉盛，月事以时下，故有子……七七，任脉虚，太冲脉衰少，天癸竭，地道不通，故形坏而无子也"。二七之后，天癸应时而至，使青春期女性月经按时来潮，乳房渐变丰满，初步具备生育能力、哺乳能力，是以胎产后乳汁亦应需而至。七七之后，因身体生理性衰退，任虚冲少，虽上系于乳却无法滋养乳体，下达胞宫却供给经血无源，故形体衰败，不复胎产，经乳皆竭。妊娠期间需气血化源不竭以保胎如磐，气血通过肾气—天癸—冲任轴汇聚于乳房，胞宫气血亦上汇于乳房，故经水不行，而为哺乳做准备；生产之后需血储丰富使无奶乳匮乏之虞，故哺乳时亦可出现生理性闭经；停止哺乳后气血通过肾气—天癸—冲任轴重回胞宫，故月经恢复。正如《女科撮要》所云："夫经水，阴血也，属冲任之脉所主，上为乳汁，下为月水。"病理情况下，乳房病与月经病可相互传变，如胁肋受寒出现乳房冷痛，寒邪沿经络下行至少腹，则胞宫下血不利，经行不畅，出现痛经、月经中夹有血块等寒凝血瘀之证；反之，若平素月经有血块、痛经者，乳房常有刺痛症状；乳腺增生痰郁阻滞，气血壅于乳房，冲任上下通调失常，导致上实下虚，胞宫气血失养，则致月经病，出现闭经、痛经、经少之症。

王教授将中西医理论结合，认为冲任同西医学下丘脑—垂体—卵巢轴对女性激素的调节作用相似。现代研究也证实，冲任主妇人经、带、胎、产的生理病理功能，与卵巢主生殖和内分泌双重功能在调节妇人生理机能上是非常相近的。乳房与子宫作为性腺轴及冲任的靶器官，受痰、郁、瘀等影响功能失常，即会引起性腺轴的功能紊乱，从而导致乳腺疾病的发生，月经疾病迁延不愈。故乳腺疾病应以调畅冲任，引血下行为原则，故在乳房疾病治疗中常佐以调经之品，如益母草、当归、红花、桃仁等，上下同治，事半功倍。王教授喜用牛膝一味，尤在伴有月经病时常重用牛膝，意在引结聚于乳房之气血下行胞宫，引诸药下行，使药力直达病所，且牛膝能使下窍通畅，治疗血滞闭经、痛经、月经后期、月经淋漓不畅、产后瘀血疼痛等症。同时，王教授利用牛膝引血下行之效以助回乳，引血下行也包括引正常气血下行。由妊娠到开始哺乳皆伴有停经，其实质是气血的重新分布。乳汁为气血所化生，重用牛膝回乳是利用牛膝改变化生乳汁的气血分布，从而使气血下行胞宫，乳房气血回归到孕前水平，无多余气血化生乳汁，故停止泌乳。

六、脏腑经络气血，以通为用

王教授认为，乳腺疾病的发生发展，主因脏腑功能失调，气滞痰凝，血瘀毒结，病理产物淤积不通所致，主张以"通法"为治则，并贯穿应用于乳腺疾病的诊治过程始终，抓住疾病的根本矛盾，灵活运用各种治法，以通经络、行气血、调脏腑、和阴阳，改变乳腺疾病发生发展的内环境。

对于粉刺性乳痈，在不同时期运用不同治法，以达"通"为顺之效。在溢液期，以"疏"为通，运用疏肝理气化痰药物，疏通乳络，使乳络内分泌物逐渐排泄，防止其堆积后发生病变。在肿块期，以"消"为通，乳房肿块伴红肿疼痛，多为肝经蕴热证和痰湿瘀滞证，此期通过疏肝清热、散结消痈或温阳补血、散寒通滞之法配合清热消肿、行气止痛外治，以消减肿块增大趋势，逐渐缩小毒邪侵及范围。脓肿期以"透"为通，热毒炽盛、脓成肉腐、皮肤红肿局限时，应透脓外出，使壅滞毒邪有外泄之门；或运用透脓散、仙方活命饮托毒溃脓，清热利湿。在瘘管期，以"补"为通，乳房脓肿自溃或切开引流后久不收口，脓水淋漓不尽，形成乳房窦道、瘘管，反复发作，缠绵不愈，局部伴有僵硬肿块，此为疾病的难治阶段，病程较长，正气耗伤，无力托余毒外出，应以托里消毒散加减，补益气血、扶正托毒。

王教授认为，正气不足是乳腺癌复发转移的前提条件，癌毒残余、旁窜是复发转移的核心条件，痰瘀内生、互结是复发转移的重要条件，精神因素易为复发转移创造条件。乳腺癌患者经手术、化疗、放疗、靶向治疗及内分泌治疗攻伐的同时，亦耗伤气血，伤及脏腑，损及阴阳，使脏腑亏虚、功能衰退，气血受损，阴阳失衡。癌毒经手术治疗可祛之八九，但体内仍有残余之毒，正气足则正能胜邪，使余毒无法旁窜；正气不足则正不胜邪，癌毒旁窜，一方面癌毒旁窜于脏腑经络，因无所制，余毒得长而发为转移；另一方面旁窜癌毒可伤及脏腑经络，使脏腑功能失调，气血津液运行失司，气不行血，留而为瘀，津液失司，凝而成痰，气滞痰凝，血瘀毒结，病理产物淤积不通进一步促进转移的发展并进一步耗气血，伤经络，损脏腑，长此以往以致恶性循环。如若再加情志失调，郁怒、忧思惊恐过度等不良情绪刺激，可使气机郁滞，致血瘀痰阻，或因神气涣散，脏腑功能下降，气血营卫失调而削弱正气，导致正不胜邪，如此恶性循环，复发转移亦在所难免。然此种种，究其根本，皆含"不通"之理。王教授在乳腺癌的治疗过程中，主张辨病分期、分型论治，以"通法"治则贯穿始终，以通为要，通脏腑经络，和气血阴阳，绝复发转移之根。在稳定期，肝郁气滞证，以疏为通，方用逍遥散合柴胡疏肝散加减以理气调气、疏肝解郁，并辅以心理疏导，使肝气得通，诸症得消。阳虚寒凝证，以温为通，方以阳和汤合当归四逆汤加减以温经通脉、散寒通阳。阴虚肠燥证，以润为通，方以增液汤合沙参麦冬汤加减以滋阴清热，润肠通便。在转移期，肾虚毒聚证（骨转移），方以六味地黄汤合四君子汤合身痛逐瘀汤加减补肾壮骨、扶正祛邪、通络止痛为通。肺郁毒结证（肺转移），以瓜蒌薤白半夏汤合二陈汤、血府逐瘀汤加减补气开郁、化痰逐瘀、散结止痛为通。湿热毒滞证（肝转移），以茵陈蒿汤合龙胆泻肝汤、膈下逐瘀汤加减清利湿热、解毒散结、行滞止痛为通。

七、精神调摄，身心同调

王教授认为，乳腺疾病多从情志因素考虑，七情损伤使脏腑气机逆乱，影响津液输布和血液运行，进而化生痰浊瘀血，引起乳腺疾病。同时，气滞则必然导致瘀，痰、瘀可相互渗透，相互为患。情志致病多致内伤，内伤难免伤精耗气。冲任二脉起于胞宫，其上行为乳，下行为经，若肾精亏虚，冲任失调，气血瘀滞，积聚于乳房，则见乳房肿块。实验表明：情绪改变可导致人垂体泌乳素水平增高。

情志可致病，同时也可用来治病。通过五脏之间相生相克关系，调节情志之过与不及。治疗必须首先消除患者致病的情志因素，调动患者的积极性，增强抗病能力，改善身心状况，达到治疗目的。《素问·汤液醪醴论》曰："精神不进，志意不治，故病不可愈。今精坏神去……荣泣卫除，故神去之而病不愈也。"如果不解决"嗜欲无穷，而忧患不止"的情志因素，不改变患者的情志状态，疾病是难以治愈的。故王教授在临证中格外重视调摄情志，常和颜悦色，语气亲切，主动询及患者所苦，准确把握患者心理，循循善诱，宣传疾病基本知识，使患者对其疾病有正确的认识，浅谈数语间，缓解其精神压力，改善不良情绪，解除其顾虑，以达到郁解、气行、痰消的目的；且王教授不拘泥中西门派，对于未排除癌变的患者，采取多种诊断方法详细检查并进行多次短期随访，同时对患者做适当的治疗和耐心的解释工作，既解除患者痛苦和思想负担，又不致漏诊；当偶有患者经内外治疗仍肿块难消，心理负担较重，焦虑不安恐有癌变风险时，王教授并不反对手术切除，以解除患者身心隐患。

第三章

临证精粹

第一节　专病论治

一、乳腺增生

乳腺增生，即乳癖，是乳腺组织既非炎症也非肿瘤的良性增生性疾病，其临床特点是单侧或双侧乳房疼痛伴或不伴有肿块。乳痛、肿块与月经周期及情志变化密切相关，乳房肿块大小不等，形态不一，边界不清，质地不硬，推之活动。本病好发于 25 ～ 45 岁的中青年女性，其发病率约占乳腺疾病的 75%，且现代社会女性压力不断增大，发病率逐年升高，是临床上最常见的乳腺疾病。

（一）发病原因

1. 情志因素

情志不遂，压力过大，久郁伤肝；或精神刺激，急躁易怒，导致肝气郁结，气机阻滞于乳房，经脉阻塞不通，不通则痛；或气血运行失常，气滞、痰凝、血瘀壅滞于乳房，则发为肿块。

2. 饮食因素

恣食生冷，损伤中阳，阳不化阴，阴性凝结，则生肿块；

或多食肥甘厚味，损伤脾胃，脾胃运化水液失常，津停痰凝于乳络，阻滞气机，痰气凝结，发而为病。

3. 劳倦内伤

劳力、劳神、房劳过度，耗伤元气，损伤肾阳与阴精，耗损肝血，肝肾亏虚，冲任失养，气血运行失度，上发为乳癖，下发为月经诸病。

（二）发病机制

王教授认为，本病的病机为阳不化阴、冲任失调、肝郁痰凝；其中阳不化阴、冲任失调、肝失疏泄为本，气滞、痰凝、血瘀为标；病位在肝、脾、肾；为本虚标实之证。

1. 阳不化阴

王教授认为，乳癖多以痰邪为主要致病邪气，痰为阴邪，且乳癖之肿物在临床表现中并无局部红肿疼痛，无全身热证，因此可将此视为阴证。加之女子属阴，本属多阴多血之躯，体阴而用阳，唯阳气常显不足，阳气亏虚则"阳化气"功能不足，不仅可直接形成水湿等无形之阴邪，而且女子以肝为先天，易于拂郁，郁则气滞，则阳气郁而不行，阳气的推动作用不足、气化不利，无以推动血、津液等基础物质的正常输布与代谢，使基础物质积聚于局部而形成痰瘀等有形之邪。随着这种无形水湿之邪与有形痰瘀之邪在体内的不断积聚，即可逐渐导致气血凝滞、经络阻塞，发为阴证，如若肝郁气滞，气滞津停，阳不化阴，凝津成痰，痰凝乳络，可生乳癖。

2. 冲任失调

王教授认为，乳癖为病，因肝失疏泄，肾失封藏，导致冲任失调，气血失司，上下气血运行失常所致。若肝气郁阻，疏泄失常，可致肾脏封藏失职，冲任失调，经脉血海充而未满，疏而不畅，经前气血瘀滞，聚于冲任，气血壅聚于乳房，瘀滞难下，形成上实下虚之证，故乳痛经前较重，肿块增大；经后经血排出，乳房壅滞之气血下行，且血海空虚，乳痛减轻，甚无明显疼痛，但仍血脉凝结，久之聚而不散，故结块坚硬不消。

3. 肝郁痰凝

王教授认为，因女子"有余于气，不足于血"的生理特点，易为七情所累，致肝气郁滞，从而渐生他病；而乳癖之证，"郁"为根本，多由情志不舒，肝失疏泄，气机郁滞所致。气机失调则精血津液疏布失常，久之炼津成痰；另则，肝木抑郁，木郁乘脾，脾虚水液不能正常布散，停而为湿，聚而为饮，凝而为痰，痰气凝结，则渐生结核，局部不痛，质较韧实。气郁痰凝阻于乳络，由此形成乳癖。

（三）中西医治疗现状及评价

西医学认为，本病的发生与精神因素和卵巢内分泌失调关系密切，特别是与下丘脑—垂体—卵巢—乳腺内分泌轴平衡失调有关。各种直接或间接因素引起机体内分泌失调，其关键在于卵巢功能异常，使患者体内雌激素和孕酮的比例失衡，雌激素受体、孕酮受体异常分泌。目前，临床常用的调节内分泌药物有他莫昔芬、达那唑、溴隐亭等，上述药物主要是通过调节卵巢内分泌趋向正常或阻断激素作用靶点，阻断发病环节，缓解其临床症状，但易出现潮热、出汗、失眠等全身症状，停药后易复发，且药物经肝肾代谢，会导致一定程度的肝肾功能损伤。西医治疗乳腺增生尚停留在阻断雌孕激素作用的阶段，且无有效的手段阻止其向非典型性增生发展，不能通过调控卵巢功能达到从根本上治疗乳腺增生的效果。

王教授认为，乳腺增生作为中医优势病种，具有治疗方法多样、标本兼治、副作用小、防止复发及疾病发展的作用。一方面，中药内服、外敷、针灸、推拿、刮痧等治疗，通过调整脏腑机能而从根本上治疗乳腺增生，疗效显著；另一方面，肾产生的"天癸"相当于雌激素等物质在女子月经、乳房生长发育等方面所起的作用，通过调补肝肾之法使胞宫气血充盛，冲任气血化生有源；女性冲任又同西医下丘脑—垂体—卵巢轴对女性激素的调节作用相似，故通过调畅冲任可使性腺轴对卵巢的调控有节，性激素的分泌有时、有度，从而从根本上调控雌孕激素对乳房的作用，防止乳腺增生的复发。

中医防治乳腺增生发生发展可从以下两方面理解：一方面，通过内服、外治等方法调整脏腑机能，增强正气抗邪能力，防止气滞、痰凝、瘀血等病理产物的产生，促进其消散，即从西医角度而言的提高机体免疫能力，使免疫细胞识别和杀伤肿瘤细胞的能力增强，同时也使肿瘤细胞表面的抗原得以暴露，更容易被识别，以此改变肿瘤细胞生长的微环境，使其难以生存；另一方面，外治之法可直接作用于乳房，使乳房局部气血调畅，致病邪气得以祛除，即从西医角度而言的药物直接作用于乳房，以改变乳房内雌孕激素受体的数量及敏感性，使乳房受雌孕激素波动的影响降低，减少增生过度和复旧不全发生的频率，减轻乳腺增生的程度，从而使乳房局部症状减轻或消失。

（四）临证思路

1. 内外同治，身心同调

王教授认为，乳腺增生是由于全身机能失调导致的机体局部异常表现，在注重内治以治本、乳房局部外治以治标的同时，也应注重精神调摄。王教授在临床中注重运用温肾疏肝、调摄冲任、化痰散结等内治之法调整脏腑机能；喜用乳癖散结中药硬膏及中药塌渍等外治疗法，达到局部气行、郁畅、痰化目的，以起疏散乳房壅滞气血，止痛散结之效；同时，兼顾患者情绪因素，缓解其精神压力，改善不良情绪，解除内心郁结。乳腺增生的治疗应局部辨证与整体辨证相结合，外在表现与脏腑内在病变相结合，精神因素与躯体症状相结合，辨证施治，内外同治，身心同调，标本兼治。

2. 温阳化气，疏肝化痰

王教授在临床中注重固护阳气，以肾之阳气为主，促阳化气，使"阳化气"功能得到正常发挥，使"阴成形"功能失调所产生的阴寒、痰凝、瘀阻等病理产物得以消散，达到标本同治的目的。"病在阳者，扶阳抑阴，病在阴者，用阳化阴"，温阳化气贯穿乳癖治疗的始终；同时注重调达肝气，畅郁行滞，化痰散结，以温阳为本，疏肝化痰为先，结合局部病变的寒热虚实加减配伍，斟酌使用，方能祛邪而不伤正，温阳而不留邪。

3. 调摄冲任，经乳同调

王教授认为，冲任具有激素样调节作用，因此在乳腺增生的治疗中格外重视冲任的通畅与满盈，通过温补肝肾、健脾助运使冲任气血充盈，以疏肝行气、活血化瘀，通畅冲任脉络；结合冲任上联乳房，下及胞宫的生理特点，上下同调。在治疗乳腺增生时兼顾月经的调治，运用香附、益母草、红花、桃仁等活血调经，尤喜用牛膝一味，调畅冲任，引乳房壅滞之气血下行归于胞宫，使冲任气血分布有节，减轻乳房胀痛的不适症状。

（五）辨证分型论治

1. 肝郁气滞型

证候特点：多见于青壮年女性。乳房胀痛，情志郁闷，烦躁易怒，胸闷嗳气，两胁胀满，乳房胀痛与肿块随情绪波动而变化；或见倦怠乏力，胸脘痞闷，食欲欠佳，或腹胀、腹泻。舌质淡，苔白，脉弦涩或濡细。

治法：疏肝理气止痛。

方剂：柴胡疏肝散合逍遥散加减。

方药：柴胡 15g，白芍 10g，川芎 15g，郁金 10g，延胡索 10g，香附 15g，当归 10g，茯苓 15g，白术 15g，陈皮 10g，甘草 9g。

若肝郁化火，急躁易怒，心烦失眠者，加夏枯草 10g，栀子 15g，淡豆豉 15g，合欢花 30g，夜交藤 15g；若胃部胀满、嗳气者，加厚朴 10g，枳壳 5g，神曲 30g，生山楂 15g；若痛经、月经血块者，加红花 12g，桃仁 10g，益母草 15g。

2. 肝郁痰凝型

证候特点：多见于青壮年女性。乳房疼痛，肿块随喜怒消长，伴有胸闷胁胀，善郁易怒，失眠多梦，心烦口苦，苔薄黄，脉弦滑。

治法：疏肝解郁，化痰散结。

方剂：乳癖汤加减。

方药：柴胡 30g，白芍 15g，郁金 10g，延胡索 12g，香附 12g，浙贝母 12g，夏枯草 15g，白术 15g，茯苓 15g，当归 15g，菟丝子 15g，巴戟天 15g，女贞子 20g，桃仁 6g，红花 6g，牛膝 20g。

若食少、纳呆、胃部胀满者，加厚朴 6g，陈皮 15g，神曲 15g，山楂 6g；若伴有多发肿物，腺体质韧者，加山慈菇 6g，昆布 10g；若大便黏腻不爽者，加薏苡仁 30g，生白术 30g；若夜寐多梦，睡后易醒者，加石菖蒲 10g，合欢皮 30g，远志 15g。

3.冲任失调型

证候特点：多见于中年妇女。乳房疼痛，肿块月经前加重，经后缓解，伴有腰酸乏力，神疲倦怠，月经失调，量少色淡，或闭经；舌淡，苔白，脉沉细。

治法：温补肝肾，调摄冲任。

方剂：肾气丸合六味地黄丸加减。

方药：生地黄、熟地黄各30g，山药15g，山萸萸12g，仙茅15g，巴戟天15g，泽泻15g，茯苓15g，当归20g，川芎15g，桃仁12g，红花12g，香附15g。

若经前乳房胀痛加重，伴月经量少、闭经者，加牛膝30g；若行经期间或经后腰膝酸软或疼痛者，加杜仲15g，枸杞子20g，女贞子20g；若心烦少寐、潮热盗汗、五心烦热、口苦而干者，加百合30g，知母12g，酸枣仁30g。

（六）乳腺增生兼症论治

1.乳腺增生伴增生性结节

（1）西医诊治

乳腺增生性结节是一种良性疾病，其发病率占乳腺疾病的首位。近些年来该病发病率呈逐年上升的趋势，年龄也越来越低龄化。多见于25～45岁的女性。查体可触及片状增生肿块、条索状、片块状或囊性结节，可见于一侧或双侧乳房，厚薄不均，但由于部分肿块边界不清、形态不规则，与周围组织分界不甚清楚，常规超声较难同乳腺癌进行鉴别；

且肿块的增大或缩小具有一定的周期性，每于月经前期加重、增大，月经后期减轻、缩小；乳房可触及坚实的纤维瘤样肿块，与片块状乳腺增生组织相融在一起，部分患者肿块随月经周期的变化而变化。

因发病与内分泌代谢失调有关，故西医治疗多考虑调理内分泌，降低雌激素水平，服用雄性激素以软化增生组织，控制其减少或不继续增生，用中西医相关药物，间断服药，定期复查，调理饮食，心情舒畅，减少精神压力，多可见效。不做手术治疗时，若久治不愈或有异变者应做病检确诊。

（2）病因病机及辨证论治

同乳腺增生。

2.乳腺增生伴乳腺纤维腺瘤

（1）西医诊治

乳腺增生常伴有乳腺纤维腺瘤。乳腺纤维腺瘤是发生于乳腺小叶内纤维组织和腺上皮的，由腺上皮和纤维组织两种成分构成的混合性肿瘤，是最常见的乳腺良性肿瘤，占乳腺科门诊患者的 7% ～ 13%，可发生于青春期后任何年龄段的女性，发病高峰年龄为 15 ～ 35 岁，与患者体内激素水平失衡有关。纤维腺瘤以单发为主，但大约 20% 患者属于单侧多发，或双侧同时发生。临床以乳房肿块为主要表现，一般无乳房疼痛，少数可有轻微胀痛，但与月经无关。肿块呈圆形或椭圆形，直径大多在 2 ～ 3cm 以下，边界清楚，质地中等或偏硬，表面光滑，按之有硬橡皮球之弹性，活动度大，触诊常呈滑脱感，肿块通常生长缓慢，妊娠期可迅速增大，应该排除恶性可能；少数肿块直径可高达 5cm，称为巨纤维瘤，多见于青春期；纤维腺瘤超声图像多为类圆形，呈膨胀性生长的低回声结节，内部回声均匀，边界清晰，有包膜，病灶后部回声正常或增加，偶可见团块状强回声钙化。

王教授在临床中常运用西医检查手段明确疾病性质，围术期予以中医中药治疗，改善增生，减轻乳腺结节的程度；主张乳腺纤维腺瘤以手术治疗为主，中医中药则用于术后巩固治疗，防止复发。对于早期无症状、生长缓慢且腺瘤较小、多发性腺瘤以及年龄较小的乳腺纤维腺瘤患者可暂不予以手术治疗，予以中医中药治疗控制其生长，减轻增生程度，定期随访。若彩超提示肿块有血流信号、边界欠规则、生长迅速或乳腺纤维腺瘤患者出现疼痛、焦虑、乳房外形改变等症状，则需行手术治疗。

（2）病因病机

乳腺纤维腺瘤属于中医"乳癖""乳核"范畴。清代《外科正宗》曰："乳癖乃乳中结核，形如丸卵，或重坠作痛，或不痛，皮色不变，其核随喜怒消长，多由思虑伤脾，恼怒伤肝，郁结而成。"王教授认为，本病病因病机为情志内伤，肝气郁结，或忧思伤脾，运化失职，导致气血、痰浊凝聚而成肿块；主要病机乃肝郁气滞，气滞痰凝，痰瘀互结；治疗应以疏肝理气、化痰散结、活血通络为主要治则。针对乳腺纤维腺瘤术后容易复发问题，王教授认为其原因："土壤"未予改良，纤维腺瘤虽切除，但不平衡的激素水平对乳腺的刺激一直存在，并呈多发性生长。因此，王教授将乳腺纤维腺瘤术后称为"改良土壤期"，其病因病机较术前并无明显变化，故继续予以疏肝解郁、活血通络、化痰散结为主。

（3）辨证论治

①肝郁痰凝证

证候特点：乳房结块较小，不红、不热、不痛，发展缓慢，推之可移，或伴乳房不适，胸闷不舒，善叹息，或伴月经先后无定期，经行小腹胀痛，血色暗红，行而不畅。舌质淡红苔白或白腻，脉弦或弦滑。

治法：疏肝解郁，化痰散结。

方剂：乳癖汤加减。

方药：柴胡 8g，当归 8g，白芍 12g，白术 12g，茯苓 12g，薄荷 3g，郁金 10g，法半夏 10g，青皮 10g，浙贝母 15g，菟丝子 15g，女贞子 20g，桃仁 6g，红花 6g。

情绪抑郁寡欢、失眠多梦、心神不宁者，加百合 30g，知母 15g，合欢皮 30g，酸枣仁 30g，远志 15g，茯神 20g，夜交藤 12g；经行小腹胀痛者，加延胡索、香附各 10g；郁久化火，口干苦者，去薄荷，加夏枯草 30g，山栀子 10g，淡豆豉 10g；经行小腹冷痛者，加炮姜 9g，小茴香 15g，巴戟天 15g，肉苁蓉 9g；神疲困乏、痞满纳差、便溏、舌多淡胖而暗者，加用姜厚朴 20g，砂仁 12g，陈皮 20g，太子参 12g，薏苡仁 30g。

②血瘀痰凝证

证候特点：乳房结块较大、坚硬，经前则感重胀不适，胸胁牵痛，烦闷急躁，或伴月经延后，经来量少，色黑有血块，小腹刺痛，血量增多则腹痛减轻。舌质暗红或舌边尖有瘀点，苔薄腻，脉弦细。

治法：疏肝活血，化痰散结。

方剂：逍遥散合桃红四物汤加山慈菇、海藻等；月经不调者合二仙汤加减。

方药：柴胡 30g，白芍 15g，当归 10g，赤芍 10g，白术 12g，茯苓 12g，桃仁 12g，红花 12g，延胡索 12g，熟地黄 15g，巴戟天 30g，淫羊藿 9g，夏枯草 30g，山慈菇 12g，醋山甲 6g。

月经延后量少者，加黄芪 30g，党参 15g，益母草 15g，川牛膝 30g；经前胸痛心烦者，加丹参 15g，枳壳 15g，川芎 12g，桔梗 12g，百合 30g，知母 15g。

3. 乳腺增生伴乳头溢液

（1）西医诊治

乳腺增生除导致乳腺疼痛外，临床可见较多乳腺增生合并乳头溢液或彩超提示导管扩张症者。西医学认为，乳头溢液分生理性和病理性两大类。

生理性溢液一般指妊娠中晚期、绝经前后、终止哺乳后数月及服用某些药物所致，如服用雌孕激素、某些镇静剂、胃肠用药等，这些溢液无需特殊处理，停药后即消失。病理性溢液共同点多为来自单侧乳房、单一乳孔自发性溢液，通常呈持续性，溢液量多。溢液呈浆液、浆液血性、血性或混浊样脓性。其产生原因：①导管原位癌；②导管扩张；③乳腺增生；④导管扩张症；⑤导管炎。病理性溢液需要药物或手术治疗。

王教授在临床中主要通过观察乳头溢液的颜色与性状、溢出量、黏稠度、持续时间、伴随症状等进行初步诊断，必要时联合乳管镜、B 超、钼靶、磁共振、局部组织手术活检等检查以确定其病理性质。一般情况下，溢液呈乳汁样、乳白色样、清水样，溢液量少，持续时间短，乳腺实质内无可疑结节和肿块，多见于乳腺炎、乳腺增生、部分乳腺导管扩张症、垂体病变等，此时乳头溢液多为伴随症状，应积极治疗原发疾病，多以中医中药治疗乳腺炎、乳腺增生病及导管扩张症；若为垂体病变导致的乳头溢液，则结合神经外科诊断，判断是否需要手术治疗，若保守治疗则给予溴隐亭片。如溢液呈血性、浆液血性、浆黄色、草黄色，溢液黏滞稠厚，溢液时间长，伴有乳晕区或乳腺实质内有可疑结节和肿块者，多见于导管原位癌、乳腺导管内乳头状瘤，尤其是年龄＞45岁的血性溢液患者，乳头溢液持续3个月以上，排除药物及脑垂体病变，应高度怀疑恶性肿瘤，建议行钼靶、B超、乳管镜、磁共振检查，明确病理性质，及早手术治疗。

（2）病因病机

乳头溢液属中医"乳泣""乳汁自出""乳衄"范畴。《冯氏锦囊秘录》中指出"乳衄"病因有四：①胃气虚而不能敛摄津液；②气血大虚，气不卫外，血不荣里而为之泄；③未产而乳汁自出；④产妇劳役，乳汁涌下。《疡医大全》有"乳衄，乃属忧思过度，肝脾受伤，肝不藏血，脾不统血，肝火亢盛，血失所藏，所以成衄也"。故王教授认为乳头溢液的发生与肝、脾、胃、肾、冲任二脉均有密切的关系。肝郁脾虚、气血不足、肾虚冲任失调为乳头溢液发生的基本病机。

王教授认为：女子乳房属胃，乳头属肝，乳汁的分泌依靠肝脏的疏泄作用、脾脏的统摄作用和肾脏的封藏作用。肝为"刚脏"，喜条达而恶抑郁，肝主疏泄，肝的疏泄作用直接影响着乳头的开合功能。若情志抑郁，肝气郁结，疏泄失常，或暴怒伤肝，疏泄太过，均可出现溢液。若肝气郁结，久而化火，灼伤乳络，迫血妄行，则为乳衄。《圣济总录》有"乳汁乃气血所化"，脾胃为后天之本，气血生化之源，故乳汁的生成有赖于脾胃的运化，脾虚统摄无权，则乳液或血液自乳窍溢出。肾藏精，为封藏之本，肾虚失于封藏，冲任二脉气血失司亦可出现乳头溢液。故在治疗方面，王教授多以疏肝为主，同时加以健脾、补肾、调摄冲任，达到标本兼治，并根据气血、津液的相互关系，辅以理气、凉血、化痰散结等治疗。

（3）辨证论治

①肝郁火旺证

证候特点：乳头溢液、量少、质较稠，色暗红或淡红或淡黄，可伴见胸胁胀痛，口苦口干，失眠多梦，舌质红，苔薄黄，脉弦数。

治法：清肝泻火，清热凉血。

方剂：丹栀逍遥散加减。

丹皮、栀子各15g，柴胡30g，黄芩、生地各12g，龙胆草、青皮、白花蛇舌草各10g，地榆炭12g。

乳房肿块明显者加丹参12g，牡蛎9g，山慈菇6g，浙贝母9g；乳房疼痛明显者加橘核15g，延胡索9g，川楝子6g，香附15g；血色鲜红者加生地15g，小蓟12g。

②脾胃虚弱证

证候特点：乳头溢液量多，色淡黄或白或清水样，可伴见面色晦黄，纳差，虚烦不眠，或见大便稀溏；舌质淡红，苔薄白，脉细弱。

治法：健脾益气，调摄冲任。

方剂：归脾汤加减。

党参、黄芪、柴胡各 30g，白芍、茯苓、白术、生地黄、熟地黄各 15g，当归、川芎各 10g，炙甘草 9g

有面色苍白，肢冷畏寒症状可加淫羊藿、仙茅、巴戟天各 10g；心烦不寐者加柏子仁 30g，酸枣仁 30g；食欲不振者加神曲 15g，山楂 9g，砂仁 9g。

③冲任失调证

证候特点：乳头溢液为清稀乳汁样液体，伴腰酸乏力，神疲倦怠，月经先后失调，量少色淡，或经闭，舌淡，苔白，脉沉细。

治法：温肾益精、调摄冲任。

方剂：六味地黄丸合二至丸加味。

山药 12g，泽泻 9g，山茱萸 12g，熟地黄 24g，茯苓 12g，女贞子 12g，枸杞子 15g，巴戟天 15g，肉苁蓉 15g，柴胡 30g

乳头溢液明显者加山楂 15g，麦芽 30g；腰膝酸软、疼痛者加龙眼肉 15g，杜仲 15g，桑寄生 15g；月经不调者加当归 10g，香附 10g，牛膝 30g。

4. 乳腺增生伴导管内乳头状瘤

（1）西医诊治

乳腺导管内乳头状瘤是发生在乳腺导管上皮的良性肿瘤，包括中央型和外周型两种。中央型导管内乳头状瘤是指导管开口到壶腹以下的大导管发生的乳头状瘤，又称为大导管内乳头状瘤、孤立性导管内乳头状瘤，常见于 30～50 岁妇女；外周型导管内乳头状瘤指终末导管至小叶系统内发生的多发性导管内乳头状瘤，多发生于年轻患者，此型乳头溢液较少见，但病变范围较广泛，容易癌变。

乳头溢液是导管内乳头状瘤最主要、最常见的临床表现，以血性居多，而部分患者有乳腺增生史。患者一般以胸罩有污迹或乳头有潮湿感就诊，轻轻挤压乳头乳晕部可在乳头开口处发现溢液，或乳腺体检时发现。乳房肿物也是乳腺导管内乳头状瘤的常见临床表现，多数肿块较小，位于乳头乳晕区。挤压肿块时常可见溢液自相应乳腺导管流出。也有的患者触不到肿块，仅在乳晕区触到几个点状结节，为病变所在部位。由于并不具有特征性的临床表现，该病易与其他乳腺疾病混淆，尤其是同样具有乳头溢液临床表现的乳腺病变，例如乳腺导管扩张症及乳腺导管炎。而部分患者无乳头溢液表现的时候，则容易被误诊为乳腺增生。

导管内乳头状瘤在彩超下多以实质性结节存在，往往合并乳腺囊性增生，混合型结节多表现为边界整齐的液性暗区内可见形态不规则的实质回声，同时合并有乳腺导管扩张及乳腺囊性增生，扩张的导管内有实质回声是最常见的特征。本病以病理检测为诊断标准，以手术切除病变导管为主要治疗方法，术后预防复发是中医治疗的关键。

（2）病因病机

导管内乳头状瘤多属于中医"乳衄"范畴，多由情志失调引起，肝气郁滞不舒，郁久化热，炼津成痰；或肝木过盛则伐脾土，脾伤则无以运化水湿，导致痰浊内生，痰湿壅塞冲任，气血紊乱，逆入乳房形成乳汁而溢；或由于情志因素而至肝失疏泄，气机逆乱，迫血妄行，上至乳头溢出，多有实证表现，而同时气机逆乱亦可导致血行不畅，郁滞成瘀，患者可同时伴有血瘀的表现，若瘀血滞于乳房中，或可形成肿块；或因忧愁思虑日久难释，损伤脾胃，脾虚不能统血，血失固摄，溢于乳窍。

（3）辨证论治

①肝郁痰凝证

证候特点：乳汁自溢，或多或少，或乳房扪及肿块，患者容易紧张或发怒，伴有胸闷胁胀，善太息，胸部刺痛等症状，舌苔黄腻或白腻，脉弦滑。

治法：疏肝理气、解郁化痰。

方剂：柴胡疏肝散合二陈汤加减。

柴胡 9g，青皮 10g，陈皮 9g，半夏 9g，香附 9g，延胡索 12g，川楝子 12g，茯苓 12g，白芍 12g，郁金 12g，川芎 12g。

乳房疼痛明显者加莪术 12g，三棱 10g；乳房肿块明显者加山慈菇 12g，昆布 12g，海藻 12g；胸闷咳痰者加瓜蒌皮 12g，紫苏子 20g。

②肝郁火旺证

证候特点：乳头溢液量较多，色鲜红或暗红，乳晕部可能触到结块，压之胀痛，或乳房胀痛。月经量较多，经色鲜红或暗红，或伴有血块，伴有烦躁易怒、胸肋疼痛、口苦咽干等症状。脉象多为弦数，舌红或暗红，苔薄黄，舌面可有瘀点或舌底脉络迂曲。

治法：疏肝理气、清肝泻火。

方剂：丹栀逍遥散加减。

牡丹皮 10g，栀子 10g，柴胡 10g，白芍 12g，当归 10g，茯苓 15g，甘草 6g，竹茹 12g，青皮 12g，郁金 15g。

溢液量多、色鲜红者，加仙鹤草 30g，白茅根 15g；尿黄不寐者，加生地 12g，灯心草 15g，淡竹叶 20g，合欢皮 12g；肝火亢盛者，加夏枯草 15g，川楝子 12g。

③脾虚血亏证

证候特点：乳头溢液为淡红或黄色稀水，或为红黄相间如褐色的液体，质清稀，劳累后溢出量可增多，月经量较多，色淡红、无血块，伴有倦怠乏力、心悸失眠、食欲不振、面色萎黄等症状，脉细弱，舌淡苔白。

治法：益气健脾、养血摄血。

方剂：归脾汤加减。

方药：当归 15g，白芍 15g，白术 15g，茯苓 15g，丹皮 12g，香附 10g，郁金 10g，青皮 10g，陈皮 10g，栀子 10g，桔梗 10g。

出血过多者，加荆芥炭 10g，侧柏叶 15；若硬核坚而不消者，加海藻、昆布各 10g，山慈菇 12g；失眠多梦、喜怒多忧者，加枣仁、合欢皮各 13g；胃满不欲食者，加厚朴 10g，焦三仙各 10g；月经错后量少者，去丹皮，加枸杞子、女贞子、怀牛膝各 15g。

④冲任失调证

证候特点：溢乳量少，质清稀，若气血瘀滞甚可出现乳房肿块，可伴有腰膝酸软，疲倦乏力等症状，月经先后失调，色淡量少，或闭经，舌淡或淡暗，苔白，脉沉细。

治法：滋阴补肾、调摄冲任。

方剂：六味地黄丸合二至丸加味。

方药：山药 12g，泽泻 9g，山茱萸 12g，熟地黄 24g，牡丹皮 9g，茯苓 12g，女贞子 12g，旱莲草 12g。

伴乳房疼痛者，加延胡索 12g，川楝子 12g；乳头溢液明显者，加山楂 15g，麦芽 30g；腰膝酸软者，加杜仲 12g，桑寄生 15g；月经不调者，加当归 10g，香附 10g。

5.乳腺增生伴非典型性增生

（1）西医诊治

乳腺非典型性增生是乳腺增生中最严重的一种，是乳腺癌的癌前病变。本病无特殊症状，相当多的女性是在筛检中发现的，部分患者伴有乳房不适，乳房胀痛伴乳腺局部增厚，部分可触及肿块，边界大多欠清晰，临床检查可以发现乳腺增厚，部分呈砂粒或结节状，无明显压痛，少数患者可见乳头被动溢液，以浆液性为主。但是相当多的患者临床未能扪及肿块，仅在筛检中通过乳腺检查发现乳腺影像学异常，并经穿刺活检证实诊断。

乳腺非典型性增生的 X 线征象表现多样，与普通型增生和早期癌变不易鉴别，其常见表现：①形态不规则肿块，密度不均或高密度，边缘呈小分叶或浸润；②集群样、段样、线样分布的粗糙不均质、细小多形性、细小分支状钙化，成簇的微小钙化是其特征；③局部结构紊乱；④局灶性不对称。王教授认为，乳腺非典型性增生作为癌前病变，不能以影像学检查作为诊断该病的依据，最终诊断需依靠病理切片，故若发现影像学上述表现，则建议积极手术活检，明确诊断。

（2）病因病机

乳腺非典型性增生属中医学"乳癖"范畴。癖者痞也，是机体气机郁滞，血行不畅导致的病症，表现为人体某一部位出现结块。王教授认为，乳房结块的形成就是肝气郁滞，全身血运失度，痰凝、瘀血阻滞停于乳房的结果。肝郁气滞，津液不化，则凝而为痰；痰邪并不是独立存在的，它与气郁、血瘀往往互为因果，因宿痰凝结，气机郁滞，不仅会导致津凝痰生，同时又因气郁痰滞影响血行，出现痰瘀不解的复杂局面。从痰与瘀的关系来说，痰可酿瘀，痰为瘀的基础，而瘀亦能变生痰水，形成因果循环，由此导致气滞、痰凝、血瘀、结块，表现在乳房则为胀痛、结块之症，进而产生病理变化；病情渐重，则肿块质硬，经久难消，易于恶变。

王教授认为，非典型性增生的辨证既不同于单纯性增生又有别于乳腺癌，是由增生向癌变推进、演化的动态发展过程，因此辨证应强调动态、纵向的思维方式，而非单纯性增生阶段的横向思维。在非典型性增生的初期和中期，疾病尚处于轻度和中度增生阶段，治疗应以疏肝活血、化痰散结为主，以期起到减轻增生的程度、阻断疾病进一步向前发展的作用，及至重度乳腺增生阶段向原位癌发展时期，治疗当以肝肾并治、调摄冲任治本，疏肝化痰治标，以期起到逆转癌前病变的作用。

（3）辨证论治

①肝郁血瘀证

证候特点：乳房胀痛、窜痛或刺痛，乳房疼痛和（或）

肿块与月经、情绪变化相关；烦躁易怒，两胁胀满；肿块局限，呈单一片状，质韧实，触痛明显；月经失调，有血块，或痛经。舌质暗红或青紫，苔薄白或薄黄，脉弦涩。

治法：疏肝解郁，行气活血。

方剂：柴胡疏肝散合桃红四物汤加减。

柴胡 30g，白芍 15g，川芎 15g，枳壳 12g，香附 15g，当归 10g，赤芍 10g，白术 12g，茯苓 12g，桃仁 12g，红花 12g，延胡索 12g，熟地黄 15g，夏枯草 30g，山慈菇 12g。

②痰凝血瘀证

证候特点：乳房刺痛或不痛、呈局限性，肿块质硬、经久难消、边界不清、推动不移、无明显压痛，月经量少、延期。舌质暗红或青紫，苔白腻或滑，脉弦涩或弦滑。

治法：疏肝化痰，活血化瘀。

方剂：血府逐瘀汤加减。

柴胡 30g，赤芍 15g，白芍 15g，川芎 20g，白术 15g，茯苓 15g，薏苡仁 30g，当归 12g，生地黄 15g，桃仁 12g，红花 12g，山慈菇 9g，枳壳 12g，牛膝 30g，桔梗 9g，炙甘草 9g。

二、浆细胞性乳腺炎

浆细胞性乳腺炎是发生于非哺乳期和非妊娠期妇女的慢性化脓性乳腺疾病，其临床特点是常有乳头凹陷或溢液，化脓破溃后脓液中夹有粉刺样物质，易反复发作，形成瘘管，经久难愈，属于难治性乳腺疾病。历代文献中并无与之相符的疾病记载。1985 年，顾伯华主编的《实用中医外科学》中首次提出了"粉刺性乳痈"的病名。相当于西医学的浆细胞性乳腺炎、肉芽肿性乳腺炎、乳腺导管扩张症等。近年来，发病率逐年攀升，且呈年轻化、病情复杂化趋势。针对此病治疗，中医、西医治疗理念大有不同，效果亦良莠不齐。王教授从事乳腺疾病的诊疗数十年，积累了丰富的临床经验，认为诊疗本病有以下几个要点。

（一）分期论治

外科疾病，尤其是疑难、复杂疾病，在疾病发生发展过程的不同阶段，其病机不是一成不变的，而是不断演变的，临证必须把握病机演变规律，根据疾病不同阶段病机侧重点进行分期辨证施治，序贯治疗。王教授认为，粉刺性乳痈可以分为以下 4 个阶段：溢液期、肿块期、脓肿期、瘘管期。

溢液期多见于浆细胞性乳腺炎早期，以乳头溢液为主要症状，溢液性质多见浆液性、乳汁样、脓样，少数亦可见暗红色血性溢液。先天乳头凹陷、分泌物排出不畅是本病发生的主要原因之一。影像学检查以导管扩张为主要表现。此时先结合西医检查手段如查血清泌乳素、垂体核磁共振排除垂体病变，然后采用乳管镜冲洗导管内分泌物，减少导管内分泌物产生的炎性刺激，并予手法或乳头矫正器以纠正凹陷的乳头等对症治疗去除病因，同时给予疏肝理气、健脾利湿的中药口服调整机体内环境以达到"标本兼治"的目的。

肿块期表现为乳房或大或小的肿块，大者波及全乳，小者仅位于乳房一个象限。伴或不伴发热，疼痛明显或隐痛、不痛。王教授经过梳理、总结，归纳临床常见证型为肝经蕴热证和痰湿瘀滞证。中医治疗分别给予疏肝清热、散结消痈，温阳补血、散寒通滞的口服汤剂治疗，并运用中医外治的中药塌渍、中药封包、中药提取物注射液等箍围肿块，使肿块逐渐变软、变小，或托毒外出以成脓。如肿块突起增大，伴发热或肢体结节红斑等症状，适量应用地塞米松注射液控制全身急性炎症反应，对于体型肥胖、体重指数超重的患者，配合应用托瑞米芬片减轻激素水平的波动对于乳房的影响。已有研究报道，肥胖女性血清雌激素浓度高于正常体重女性。托瑞米芬是新一代抗雌激素类抗肿瘤药，属于雌激素受体拮抗剂，其通过竞争性抑制雌激素的生物学效应而阻止细胞的分化、增生，从而发挥治疗作用。

若患者来诊时处于脓肿期，症见乳房局部皮下有波动感，点片状或弥漫分布，脓肿范围较小者，运用火针烙口、药线引流等方法提脓祛腐；如脓肿范围较大，则手术切开引流，以彻底引流脓液，清除周边坏死组织，切断病变导管，纠正乳头凹陷，以直接祛除邪毒，减少疾病反复。术后运用黄柏液、康复新液等中药制剂冲洗创腔，以清热解毒，去腐生肌。待创腔内脓腐排净，新肉长出，创腔逐渐缩小时，给予第二次手术缝合创腔，术后继续给予中药塌渍、中药封包等外治及托里消毒散加减的中药内服，以达到清热解毒、益气养血、祛除余毒防止复发之功效。

瘘管期为疾病迁延后期，为难治阶段，表现为乳房形成一处或多处瘘管，渗流滋水或稀薄脓液，经久不愈，局部腺体僵硬。感染邪毒时尚可急性发作，表现为乳房肿痛、发热等。本期以中医治疗为主，运用具有提脓祛腐、生肌敛疮的药线引流。若为深层瘘管，创腔较大者还加用棉垫或纱布块垫压空腔或窦道，再予加压绑缚，促进空腔及窦道贴合生长等措施，促进创腔愈合。

（二）局部辨证与整体辨证相结合

外科疾病多发生于体表皮、肉、筋、脉、骨的某一局部，一般有比较明显的外在表现，但与脏腑功能失调密切相关。内在因素引起的脏腑功能失调或病变，可导致体表某一部位的气血壅滞而发生病变，局部病变往往是脏腑内在病变在局部的反应。王教授亦认为，外科疾病的最大特点是局部症状与体征，不同的疾病局部表现各异，同一种疾病不同阶段也表现不一，因此重点诊查局部特征是辨病的关键。局部表现对确定是否属于外科病、是哪种外科疾病、处于哪一阶段、疾病阴阳属性都是至关重要的。乳房疾病亦遵循此原则。粉刺性乳痈的局部表现为乳房肿块、脓成或窦道等。根据乳房局部情况辨明疾病阴阳属性，以确定治疗总则。《疡医大全》曰："凡诊视痈疽，施治必须先审阴阳，乃为医道之纲领，阴阳无谬，治焉有差。"如乳房红肿疼痛，皮温升高，按之灼热，但未成脓，伴同侧腋窝淋巴结肿大、压痛明显，辨为阳证，临床以肝经蕴热证多见，选方以柴胡清肝汤加减，以疏肝清热、散结消痈。若乳房肿块无红肿疼痛，皮温正常，辨为阴证，临床以痰湿瘀滞证多见，选方以阳和汤加减，以温阳补血、散寒通滞。

在局部辨证的同时，还要从整体出发，全面了解、分析、判断。全身症状以非特异性症状为主，主要用于辅助辨明阴阳属性及所涉及脏腑经络。粉刺性乳痈，属阳证者，除乳房局部红肿热痛明显，还伴有形寒发热、口渴、纳呆、大便秘结、小便短赤，溃后症状逐渐消失。阴证初起一般无明显症状，酿脓期常有低热或面色㿠白、神疲乏力等症状，溃脓后更甚。

（三）内治与外治相结合

《丹溪心法》云"有诸内者形诸外"。《外科理例》云："外科者，以其痈疽疮疡皆见外，故以外科名之。然外科必本于内，知乎内，以求乎外，其如视诸掌乎。"王教授认为，乳腺疾病的治疗尤要重视内治与外治相结合。《外科大成》曰："未成形者消之，已成形者托之，内有脓者针之，以免遍溃诸囊为害，防损囊隔，致难收敛。"阐明了内治与外治的时机及基本原则。王教授在治疗本病时都是内治、外治相结合，内治治本，外治治标。内治辨证用药遵循整体辨证治则及疾病发展的四个阶段。"治病之难，难在识证"，正确辨证识病是制订治疗方案的前提。其中溢液期以肝郁为主，为肝郁横犯脾土，脾失健运，水湿聚于乳络出现溢液，故治疗以疏肝理气、健脾利湿为法，以柴胡疏肝散加薏苡仁、泽泻、茯苓、白术等健脾益气利湿之品。肿块初期，乳晕部肿块伴局部疼痛不适，肿块可向某一象限延伸，伴红肿疼痛，皮温升高，按之灼热，但未成脓，舌质红，苔薄或黄腻，脉弦滑或滑数，一派肝经蕴热之象，患者平素性情急躁，气郁多化火，肝经布胁肋，绕乳头而行，肝经有热，乳络不通，湿浊内生，热毒聚积引起气滞血瘀、痰湿阻塞乳络，结聚成块，日久化热，终至肉腐而成脓，为邪毒蕴结、经络阻塞、气血凝滞，阴阳属性多以阳证为主。内治法以疏肝清热、散结消痈为主，选方以柴胡清肝汤为主，加生山楂、夏枯草、皂角刺、桔梗等。西医学认为，本病的发病机制可能是多种因素导致乳腺导管内皮异常分泌脂类分泌物，分泌物的聚积和排泄不畅逐渐引起导管堵塞，日久刺激乳腺导管，产生炎症反应。山楂针对粉刺性乳痈乳头溢液及溃后脓液中含有脂质样物质，能发挥活血祛脂的作用。成脓期为瘀久化热，腐肉成脓，病程短者以阳证为主，病程久者以阴证或半阴半阳证为主，选方以透脓散、托里消毒散等为主。瘘管期为脓毒外泄、正气耗损，多以阴证为主，以托里消毒散和阳和汤加减为主。

本病的治疗当以识病为本，辨证为用，内外合治，尤重外治，是由于该病形成脓肿、窦道是破坏乳房外形与哺乳功能、影响患者生活质量的最主要病理改变。治疗乳房炎性疾病，王教授应用外治法尤为精妙，将外治法的作用发挥得淋漓尽致。《理瀹骈文》说："外治之理，即内治之理，外治之药，即内治之药，所异者法耳。"《素问·阴阳应象大论》云"审其阴阳，以别柔刚，阳病治阴，阴病治阳，定其血气，各守其乡"。外治法的用药原则亦遵循疾病分期及阴阳属性。传统外治法的应用包括中药塌渍治疗、中药封包治疗、火针烙口术、药线引流、垫棉绑缚等。中药塌渍法药用四子散，包括白芥子、莱菔子、紫苏子、吴茱萸，具有祛风除湿、温经散寒、通络止痛的功效。凡粉刺性乳痈无论哪期，有乳房肿块者均可应用。中药封包治疗适应证同中药塌渍法，但阴阳属性不同方药又有差异。乳房红肿疼痛明显属阳证者，封包药物以如意金黄消肿膏为主，取药粉以蜂蜜调和，涂于患处以消肿止痛。乳房肿块漫肿不红不热属阴证者，以冲和膏封包外用以活血止痛、疏风散寒、消肿软坚。火针烙口法适用于乳房浅表脓肿形成或溃口过小引流不畅者。将火针烧红后烫烙病变部位，形成皮肤出口，使脓毒外泄，以达到消散排脓的目的，具有创伤小、不易出血等优点。药线引流适用于火针烙口后或形成窦道、瘘管者，将具有提脓祛腐或化腐生肌作用的药线置于创腔或窦道、瘘管内，以引流脓腐组织，避免创口假性愈合，日后疾病反复。垫棉绑缚法适用于粉刺性乳痈脓出不畅有袋脓者，或疮孔窦道形成而脓水不易排尽者，或溃疡腐肉已尽，新肉已生，但皮肉一时不能黏合者。对袋脓者，将大棉球或纱布团垫衬在疮口下方空隙处，并用宽绷带加压固定；对窦道深而脓水不易排尽者，用棉垫压迫整个窦道空腔，并用绷带扎紧；溃疡空腔的皮肤与新肉一时不能黏合者，使用时可将棉垫按空腔的范围稍为放大，垫在疮口之上，再用宽绷带绷紧。

手术亦是外治法的一种，主要适用于乳房肿块内形成分隔脓肿或坏死组织，传统外治法无法彻底引流以及清除的阶段。目的是清除乳房组织内的腐坏组织。《医宗金鉴》确切指出："腐者，坏肉也。诸书云：腐不去则新肉不生。"《薛己医案》云："大凡痈疽溃后，腐肉凝滞必取之，乃推陈致新之意。"但是由于乳房本身解剖结构的特点，乳腺小叶、乳腺导管弥漫分布于乳腺内。不论是良、恶性肿瘤还是乳腺炎性疾病，均不是"一刀了之"可以治愈的。尤其是粉刺性乳痈，发病部位即是乳腺内的各级乳管，不可能通过一次手术彻底治愈。王教授首先强调手术应避免大块切除，强调雕刻性切除，既清除了腐坏组织，又避免了乳房严重毁形。其次提倡对病变范围较大者采取分期手术，一期以清除坏死组织为主，二期以修复缝合为主，优势是既可以充分通畅引流，避免疾病复发，又可以在肉芽组织生长后填充乳房容积、体积缺失，可获得良好的乳房外形。

（四）以"通"为顺

《素问病机气宜保命集》曰："通，留而不行为滞。必通剂以行之。"王教授认为，六淫邪气、七情内伤等病因会通过损耗人体的正气和阻塞人体的通道导致"不通"，进而导致各种疾病的产生。"不通"并非病因，而是人体一个重要的病理过程。《疡医大全》指出："妇人乳有十二穰。"其中"穰"就是乳络，即西医解剖学的乳腺腺叶、乳腺导管。乳腺腺体在生理上是由树枝状的"穰"形成的网状结构，而生理功能主要是泌乳，故"通"是乳腺腺体生理功能正常的要求与体现。"通"为治疗乳腺疾病的根本目的，也是基本治疗原则。粉刺性乳痈究其病因为乳络不通，乳管内分泌物瘀积，导致乳管炎性病变。因此，王教授主张本病治疗总则以"通"为顺。

在溢液期，以"疏"为通，运用疏肝理气化痰药物，配合在乳管镜下冲洗，疏通乳络，使乳络内分泌物逐渐排出，防止其堆积后发生病变。在肿块期，以"消"为通，乳房肿块伴红肿疼痛，多为肝经蕴热证和痰湿瘀滞证，此期通过疏肝清热、散结消痈或温阳补血、散寒通滞之法，配合清热消肿、行气止痛的外治法，以消减肿块增大趋势，逐渐缩小毒邪侵及范围。脓肿期以"透"为通，热毒炽盛、脓成肉腐，皮肤红肿局限，此时应透脓外出，使壅滞毒邪有外泄之门，或运用透脓散或仙方活命饮，托毒溃脓，清热利湿。在瘘管期，以"补"为通。不能只知"不通"可以致虚而"以通为补"，而不知正虚也可致不通，"补"也可以达"通"。乳房脓肿自溃或切开引流后久不收口，脓水淋漓不尽，形成乳房窦道、瘘管，反复发作，缠绵不愈，局部伴有僵硬肿块，此为疾病的难治阶段，病程较长，正气耗伤，应以托里消毒散加减，补益气血、扶正托毒。托里消毒散的组方中含黄芪、当归、白芷。现代药理研究发现，这三者提取物可以促进成纤维细胞的增殖。成纤维细胞是皮肤创面愈合最重要的修复细胞，成纤维细胞还能转化为肌成纤维细胞参与伤口的收缩，从而促进创面愈合。通法旨在使血气流通、经脉畅通，包括调和气血、理中降逆、软坚散结、温阳补虚、泻下通利等治法，"观其脉证，知犯何逆，随证治之"，根据患者证候表现的不同，灵活运用各种治法以恢复气血、津液的运行，与其他治法并不相悖。

三、乳腺癌

（一）中医病因病机

乳腺癌是指发生于乳腺上皮组织的恶性肿瘤，包括浸润性腺癌和乳腺原位癌，不包括乳腺间叶来源的恶性肿瘤、恶性淋巴瘤与转移性肿瘤。乳腺癌起源于乳腺各级导管和腺泡上皮，由腺上皮增生到不典型增生而逐步发展为原位癌、早

王万林论治乳腺病

58

期浸润性腺癌至浸润性腺癌。乳腺恶性肿瘤中95%以上是恶性上皮肿瘤，乳腺肉瘤和淋巴瘤十分少见，男性乳腺癌较少发生。

乳腺癌属中医"乳岩""乳石痈"范畴。在《妇人大全良方》中，就有对乳岩的描述："若初起，内结小核，或如鳖、棋子，不赤不痛。积之岁月渐大，巉岩崩破如熟石榴，或内溃深洞……名曰乳岩。"《丹溪心法》曰："妇人忧郁愁遏，时日积累，脾气消阻，肝气横逆，遂成隐核，如鳖棋子，不痛不痒，十数年后方为疮陷，名曰乳岩。"

乳腺癌是全世界女性发病率第一的恶性肿瘤，对女性患者生命健康造成了严重威胁。我国为乳腺癌低发地区，发病率低于美国等发达国家，虽然目前仍不属高发国，但是呈逐年递增且有年轻化趋势，死亡率相对较高。自20世纪90年代起，我国乳腺癌的初发病率也有了较大程度的增长，与1980年的6.4/10万相比，2000年则增至18.7/10万，发病率增长了192.2%。我国乳腺癌发病率也呈现一定的地区差异，经济发达地区高于不发达地区，城市地区发病率明显高于农村地区。

目前在一些乳腺癌高发地区，乳腺癌的死亡率有明显的下降趋势，年均下降1%～2%。这可能与人们生活方式的改变以及早期诊断率提高和治疗方式的改进等有关。

乳房位于胸前第二和第六肋骨水平之间。乳房与经络关系密切：足阳明胃经从缺盆下而贯乳中；足太阴脾经络胃上膈，布于胸中；足厥阴肝经上贯膈，散布胸胁绕乳头而行；足少阴肾经，上贯肝膈而与乳相联；冲任二脉起于胞中，冲脉挟脐上行至胸中而散，任脉循腹里，上关元至胸中。所以说乳腺疾病与肝、胃、肾以及冲任二脉有着密切关系。

1. 正气不足是根本原因

正气不足是乳腺癌发病最重要的内在原因。正如《黄帝内经》云"正气存内，邪不可干""邪之所凑，其气必虚"。乳腺癌患者由于各种原因导致机体脏腑功能失调，正气不足，机体丧失抵抗外邪的能力，加之内外病邪侵入人体，从而使癌毒迅速增长并扩散，导致肿瘤的发生。《外证医案汇编》中指出："正气虚则为岩。"

乳腺癌患者之正气不足多与肝、脾、肾及冲任失调有关。脏腑功能失调，气血津液运行受阻，即在机体正气虚弱（气血、阴阳虚衰）和各种致病因素长期作用下，使得气滞、痰浊、瘀血、邪毒等相互搏结于乳房而形成肿块。具体的病机如下：

（1）肝气郁结

肝主疏泄，主升，喜条达。肝藏血，畅达气机，气行则血行，气可促进血液运行和津液的输布代谢。女子以肝为先天，生性多忧郁。因忧虑或郁怒伤肝，肝气郁结，疏泄失常，气血运行不畅，气滞血瘀，瘀血积于乳络而成乳房结块。肝气郁结引起肝的疏泄失常，同时导致乳房胀痛、胸闷不舒、心烦易怒、月经不调等症。《疡科心得集》有云："夫乳岩之起也，由于忧郁思虑，积想在心，所愿不遂，肝脾气逆，以致经络痞塞结聚成核。"《外科正宗》也指出："忧郁伤肝，思虑伤脾，积想在心，所愿不得者，致经络痞涩，聚结成核。"王教授认为"肝郁"贯穿乳腺癌的病程始终，相对于其他恶性肿瘤患者，乳腺癌的发生群体为女性，女子禀性较柔弱，易于情绪激动或抑郁，乳腺癌患者焦虑、抑郁等精神病学症状发生率更高。王教授在乳腺癌的治疗过程中，除针对主证辨证施治外，治疗始终要佐以疏肝理气、调畅情志、安神助眠之品，如甘麦大枣汤、百合知母汤、合欢皮、远志、酸枣仁等。

（2）脾虚湿滞

脾为后天之本，主运化水湿和水谷精微、化生气血。肝郁横逆犯脾，肝主疏泄功能受损，进而影响脾胃升降功能，升降失常导致脾胃运化功能下降，则痰湿、痰浊内生。或先天不足加之后天失养，素体脾胃阳虚或过食寒凉生冷之物损伤脾阳，脾阳不振，运化失职，水液失于输布，停留体内，日久凝聚成痰，痰湿阻滞气血运行，痰瘀互结于乳络，而为乳腺肿块。

（3）肾精亏虚，冲任失调

肾为先天之本，元气之根，脏腑阴阳之本，与人体生长发育和生殖功能有密切关系。肾精、天癸、冲任在女性的生殖生理中起着重要的作用。肾之阴精是其发育的物质基础，肾之阳气是其功能发挥的动力。肾之精气的盛衰决定乳房的生长发育。肾为水火之脏，相火之所居，是机体一切生命活动的原动力，"五脏之阴非此不能滋，五脏之阳非此不能发"，肾阳亏虚，气化无力，有形之邪停聚，气滞、痰凝、瘀血积于乳络，久生毒邪，发于乳房而成肿物。或先天禀赋不足，后天失养加之邪气损伤，致肾阴阳平衡失调，生精化气生血的功能不足，冲任失养，从而导致乳房疾病。冲任为气血之海，肝肾亏虚或女性因月经、分娩耗伤阴血，导致气血不足，冲任不得充养，导致肝血不足、肾精亏虚，血脉不得上行，肝失于荣养，遂成肿瘤。

2. 邪毒留滞是关键条件

邪毒留滞是乳腺癌发病的重要因素。正气内虚、脏腑阴阳失调是乳腺癌发生的基础。由于各种因素使肝、脾、肾、冲任等脏腑功能失调，气血、津液疏布障碍，导致气机不畅，瘀血阻滞，痰浊内生，日久化毒，邪毒与痰瘀相搏结，阻于乳络，形成乳房肿块。如邪毒在形成过程中因外界干预措施消除，则疾病形成中止，如未及时干预或超过机体调节能力，则形成癌肿不可控地生长。

乳腺癌患者之邪实多与气滞、血瘀、痰浊有关。《灵枢》："湿气不行，凝血蕴里而不散，津液涩渗，蓄而不去，而积皆成也。"气郁、痰浊结聚或气滞血瘀、积久化火成毒以致毒邪蕴结，邪毒客于经络，导致瘀血凝滞、痰凝湿聚、热蕴毒结、蓄而不去而成癌瘤。

痰瘀是癌毒形成的重要因素，痰毒瘀结为乳腺癌发展的主要病机。气是人体生命活动的原动力，人体的各种脏腑功能活动，均依赖于气的运行。"女子以肝为先天"，肝藏血，主疏泄。机体发生气滞，多与肝脏关系密切，因肝主疏泄，调畅气机，若疏泄失常，则影响气的功能，肝的疏泄失调亦是血瘀形成的原因之一。寒热虚实皆可致瘀，血瘀与肝肾亏虚、肝气郁结有密切关系。痰的形成主要和脾肾功能失常，津液代谢有关。气滞既可引起血瘀、痰凝，而瘀血、痰浊的形成，又可加重气的郁滞，瘀血、痰浊结于乳络，发为乳腺肿块。因此，以气滞为先导，渐致血瘀、痰凝等相兼为患，就成为乳腺癌发生发展的关键。

肝气郁结、血瘀痰凝毒聚是乳腺癌的重要病因病机，正气不足、气血两虚而引起邪客于乳络是乳腺癌发生的内因和根本。在正气虚衰（气、血、阴阳）基础上，加之气郁、痰浊、瘀血等邪盛的条件，产生因虚致实，因实而虚，虚实夹杂的复杂病理过程，以致气滞、痰凝、血瘀、邪毒内蕴，结于乳络而成乳岩。总体来说，乳腺癌的病性为本虚标实，虚实夹杂，本虚以肝、脾、肾为主，标实以气滞、血瘀、痰浊为多，治疗应以扶正祛邪为主，在疾病不同阶段，根据辨证，或以扶正为主，或以祛邪为主，或扶正祛邪并重。

（二）早期乳腺癌的分期辨证治疗

早期乳腺癌（earLy breast cancer，EBC）的西医学概念是病灶处于组织学或临床的早期阶段。癌变局限于乳腺，无远处或区域淋巴结转移；且经局部治疗后 > 90% 可获长期生存。从组织学方面看，可包括小叶原位癌、导管原位癌、乳头Paget's 病，早期浸润癌；从临床方面看，可包括原位癌、T0期（临床触不到肿块）癌和微小癌（直径 < 5mm）。重视导管原位癌的检出率，是降低乳腺癌病死率和提高生存率的关键。本节所指早期乳腺癌是指 I 期、Ⅱ 期与 Ⅲ A 期（仅 T3N1MO）等可手术的乳腺癌。

乳腺癌的治疗方法主要以手术切除病灶为主。手术的方法由早年的乳腺切除根治术，发展至目前采用最多的乳腺改良根治术，以及现在提倡的保留乳房根治术，和以保持乳房外形及美观为目的的乳房重建术。

王教授在乳腺癌的治疗过程中，推崇衷中参西，中医为体，西医为用，病证结合，强调疾病治疗早期首选各种根治性手术方式，削减肿瘤负荷，再根据乳腺癌临床病理分型选取恰当的放化疗、内分泌治疗、靶向治疗等。在治疗过程前后以及后期患者选择中医药治疗时，王教授主张应用中医思维，辨病分期，分型论治。即暂不考虑乳腺癌患者临床病理分型，主要根据西医诊断及疾病所处阶段、病机变化，辨证论治。结合中华中医药学会乳腺病分会制定的《早期乳腺癌中医辨证内治专家共识》，针对乳腺癌患者围手术期、围化疗期、围放疗期及巩固期4个期进行辨证治疗。内治是中医药干预治疗的主要方法，外治使药物直达病所，达到治标作用，如此，标本结合，整体与局部兼顾，才能取得较好疗效，故整个治疗过程以"内治为主、外治为辅"，外治的方法包括中药外用、针灸疗法、耳针、穴位注射等治疗。

1. 围手术期

围手术期是指入院开始到手术后第一次化疗开始之前的一段时间，分为术前、术后2个阶段。术前阶段时间较短，中医辨证论治主要目的是改善患者身心状态，提高手术耐受性，促进术后恢复。如伴有严重并存疾病如高血压、糖尿病等应进行相关辨证论治处理。术后阶段治疗主要目的是缓解手术、麻醉药物对患者的损伤，改善患者生活质量，促进患者康复。

（1）术前

王教授认为此阶段主要治疗目的是稳定患者情绪，调整患者身体状态，促进术后康复。

①肝郁痰凝证

证候特点：主症见随月经周期变化的乳房胀痛，乳房肿块皮色不变，精神抑郁或性情急躁，胸闷胁胀，脉弦。次症见喜太息，痛经，行经后缓解，舌淡，苔薄白。

治法：疏肝理气，化痰散结。

方药：逍遥蒌贝散加减或逍遥散、柴胡疏肝散加减。

柴胡 15g，白芍 12g，郁金 15g，青皮 10g，香附 10g，川芎 12g，当归 15g，枳壳 15g，厚朴 15g，瓜蒌 15g，浙贝母 15g，山慈菇 15g，半枝莲 15g，石见穿 15g，白花蛇舌草 15g。

乳房胀痛明显者，加延胡索 20g，蒲黄 15g，五灵脂 10g 等；情志不畅，易怒抑郁者，加佛手 15g，玫瑰花 15g，川楝子 10g 等；伴有失眠者，加合欢花 15g，夜交藤 30g，远志 12g；纳差，肝郁侮脾者，加茯苓 15g，白术 10g，薏苡仁 12g。

②痰瘀互结证

证候特点：主症见乳房肿块质地坚硬，或伴有乳房刺痛，舌质紫暗，脉涩或弦滑。次症见痛经，色暗或伴有血块，舌下脉络肿胀郁滞或暗紫色，苔薄白或白腻。

治法：活血化瘀，化痰散结。

方药：血府逐瘀汤或桃红四物汤合逍遥蒌贝散加减。

柴胡 15g，赤芍 12g，当归 15g，川芎 12g，熟地黄 15g，莪术 12g，川芎 12g，三棱 12g，益母草 15g，郁金 15g，香附

12g，瓜蒌 15g，浙贝母 20g，山慈菇 15g，桃仁 12g，半枝莲 15g，石见穿 15g，蜂房 15g，白花蛇舌草 15g。

伴有乳房疼痛者，加延胡索 20g；失眠多虑者，加夜交藤 30g，远志 15g，酸枣仁 20g；情志抑郁者，加佛手 15g，合欢皮 15g，玫瑰花 15g，川楝子 10g 等。

③冲任失调证

证候特点：主症见乳房疼痛无定时，月经不调（推迟或提前超过 7 天），舌淡红，苔薄，脉细或沉弱。次症见面色晦暗，腰膝酸软，耳鸣，月经初潮早，绝经晚。

治法：滋补肝肾，调摄冲任。

方药：二仙汤加味或六味地黄丸合二至丸加减。

仙茅 12g，淫羊藿 12g，巴戟天 15g，当归 15g，知母 12g，黄柏 12g，女贞子 20g，菟丝子 20g，柴胡 15g，香附 12g，川芎 12g，郁金 15g，半枝莲 15g，石见穿 15g，蜂房 15g，白花蛇舌草 15g。

六味地黄丸合二至丸加味：怀山药 15g，泽泻 10g，山萸肉 15g，熟地黄 20g，茯苓 10g，女贞子 15g，墨旱莲 15g，枸杞子 15g，牡丹皮 15g，菟丝子 15g，柴胡 15g，川芎 12g，半枝莲 15g。

情绪抑郁者，加佛手 15g，合欢皮 15g，玫瑰花 15g，甘草 12g，大枣 5 个，炒麦芽 30g；伴有腰酸腰痛，加杜仲 20g，桑寄生 15g，续断 15g；伴有夜尿频数者，加乌药 15g，益智仁 15g；潮热多汗者，加银柴胡 10g，麻黄根 12g；伴有便秘者，加肉苁蓉 20g，火麻仁 30g。

（2）术后

王教授认为，术后中药治疗的目的是缓解手术、麻醉药物带来的不适，促进切口愈合及术后恢复。患者因手术气血损伤较多，多以益气养血为主，促进术后切口愈合和提高机体免疫力。

①脾胃气虚证

证候特点：主症见食欲不振，脘痞腹胀，恶心欲呕或呕吐，或胃脘部胀满，舌胖大、边有齿痕。次症见嗳气，呃逆，面色淡白或萎黄，神疲懒言，精神萎靡，舌质淡，苔薄白或白腻，脉细弱。

治法：健脾和胃，益肺补气。

方药：参苓白术散或补中益气汤加减。

党参 20g，炒白术 20g，茯苓 15g，山药 20g，炒白扁豆 12g，陈皮 12g，薏苡仁 15g，桔梗 12g，砂仁 5g（后下），法半夏 15g，苏梗 15g，姜竹茹 15g，仙鹤草 20g，半枝莲 15g，石见穿 15g，柴胡 15g，郁金 12g，川芎 12g。

胃脘冷痛者，加高良姜 15g，干姜 12g，肉桂 5g；胃部胀满、完谷不化者，加炒麦芽 30g，山楂 15g，大腹皮 15g；恶心呕吐者，加旋覆花 12g（包煎），代赭石 15g，生姜 12g；舌苔白厚者，加荷叶 12g，佩兰 15g；大便不通者，加火麻仁 20g，厚朴 12g，枳实 15g。

②气血两虚证

证候特点：主症见神疲懒言，声低气短，面色苍白或面白无华，心悸怔忡，舌淡，脉细弱无力。次症见自汗，口唇、眼睑、爪甲色淡白，月经量少色淡、延期或闭经，苔薄白。

治法：补气养血。

方药：归脾汤或当归补血汤。

党参20g或太子参30g，黄芪30～60g，当归20g，白术15g，茯苓15g，远志12g，木香12g（后下），龙眼肉15g，黄精30g，山药30g，大枣5枚，柴胡12g，香附10g，川芎10g，郁金12g，炙甘草10g，仙鹤草20g，半枝莲15g，石见穿15g。

舌淡白者，加人参15g；纳差、腹胀者，加炒麦芽30g，山楂15g，莱菔子15g；皮瓣缺血、瘀血或坏死者，加川芎10g，当归15g，丹参15g，红花10g；伴有上肢肿胀者，加桂枝10g，木瓜15g，威灵仙15g。

③气阴两虚证

证候特点：主症见神疲懒言，口燥咽干，舌红少津，少苔。次症见声低气短，自汗，盗汗，虚烦失眠，潮热颧红，脉细弱无力。

治法：益气养阴。

方药：生脉散合增液汤加减。

黄芪30g，太子参30g（或西洋参15g），玄参15g，生地黄15g，白芍15g，白术15g，云茯苓15g，五味子10g，麦冬15g，柴胡15g，当归12g，川芎12g，郁金15g，仙鹤草20g，半枝莲15g，石见穿15g，白花蛇舌草15g。

伴有腰酸痛者，加女贞子15g，旱莲草15g；咽喉疼痛者，加千层纸5g，胖大海10g，麦冬15g；皮瓣缺血、瘀血或坏死者，加川芎15g，当归20g，红花10g；伴有上肢肿胀者，加桂枝10g，姜黄10g，木瓜15g，威灵仙15g。

④外治法

术后胃肠反应较大者，可选用针灸或穴位注射。针刺选用足三里、三阴交、内关等穴位；穴位注射选用 5mL 注射器抽取胃复安 1mL 双侧足三里穴位注射，每天 2 次。

术后失眠，可选用耳穴压豆。选用脾、胃、心、肾、神门、三焦等穴。

术后腹胀、便秘，使用隔姜灸。选取神阙、天枢、关元等穴。

2. 围化疗期

围化疗期是指化疗开始到化疗结束后 2～4 周。中医辨证论治的目的主要是缓解化疗副作用，提高生活质量以及增加抗肿瘤作用，提高患者对化疗的耐受性。在化疗的过程中，早期主要顾护脾胃，后期重在滋养肝肾、调理冲任。

（1）内治法

①脾胃气虚证：参照围手术期治疗。

②气血两虚证：参照围手术期治疗。

③气阴两虚证：参照围手术期治疗。

④肝肾亏虚证

证候特点：主症见头晕目眩，腰膝酸软，五心烦热，舌红，苔少，脉细而数。次症见失眠，健忘，脱发，足跟疼痛，体倦乏力，爪甲变黑或不泽，形体消瘦，盗汗。

治法：滋补肝肾，生精养髓。

方药：六味地黄丸合龟鹿二仙丹加减。

熟地黄 20g，山药 20g，泽泻 12g，山萸肉 20g，牡丹皮

20g，茯苓 15g，枸杞 15g，人参 15g，阿胶（烊化）12g，龟甲 20g，柴胡 15g，当归 12g，川芎 12g，郁金 15g，半枝莲 15g，蜂房 12g，石见穿 15g，白花蛇舌草 15g。

腰痛、腰酸明显者，加杜仲 15g，桑寄生 15g，续断 15g；伴有脱发者，加制首乌 15g，当归 15g；伴有爪甲变暗者，加丹参 12g，三七粉 3g；夜尿频数者，加台乌药 15g，益智仁 15g；伴有失眠者，加合欢皮 15g，夜交藤 30g，远志 12g。

⑤脾肾阳虚证

证候特点：主症见食欲不振或食后腹胀，面色㿠白，气短乏力，形寒肢冷，腰膝酸软，舌淡或淡胖，舌边有齿痕，苔白滑，脉细弱或沉迟无力。次症见脱发，头晕目眩，耳鸣，小便频数而清或夜尿频，或浮肿，泄泻，完谷不化。

治法：健脾益气，补益肾阳。

方药：金匮肾气丸、二仙汤合四君子汤加减。

熟地黄 20g，山药 15g，茯苓 12g，山萸肉 15g，泽泻 10g，桂枝 12g，淡附片 10g，牛膝 15g，车前子 15g，牡丹皮 15g，淫羊藿 12g，巴戟天 12g，肉桂 6g，干姜 12g，白术 15g，枸杞子 15g，黄芪 30g，党参 20g，柴胡 15g，当归 12g，川芎 12g，郁金 15g，半枝莲 15g，石见穿 15g。

伴有失眠，加合欢皮 15g，夜交藤 20g；伴有腰膝酸痛者，加杜仲 15g，桑寄生 15g，川断 15g；夜尿频数者，加乌药 15g，益智仁 15g；腹泻者，加桂枝 10g，生姜 10g，薏苡仁 15g。

（2）外治法

①化疗后恶心呕吐较重者，化疗前 2 天即可提前选用针

灸、穴位贴敷、穴位注射等方法，预防、缓解胃肠道反应。针灸可选用针刺足三里、三阴交、内关等穴位。穴位注射选用 5mL 注射器抽取胃复安 1mL 双侧足三里穴位注射。穴位贴敷治疗选用足三里、内关等穴位。每天 2 次。

②化疗后失眠，可选用耳穴压豆，选用脾、胃、心、肾、神门、三焦等穴。2 天 1 次。

③化疗后便秘，使用隔姜灸，选用神阙、天枢、关元穴，1 天 1 次。

④化疗后痛经、腹泻，选用中药热奄包治疗。吴茱萸、小茴香、当归、莱菔子各 50g，加热后使用，1 天 2 次。

3. 围放疗期

围放疗期是指放疗开始到放疗结束后 2 ～ 4 周。中医辨证论治的目的是减少放疗的副作用，提高生活质量。王教授认为，放疗易耗伤津液，灼伤心肺及局部皮肤，因此以养阴益气为主。

①气阴两虚证：参照围手术期治疗。

②阴津亏虚证

证候特点：主症见放射灶皮肤干燥、瘙痒，口唇干燥，口渴，舌质红，无苔或少苔，脉细数。次症见咽喉疼痛，虚烦难眠，心悸怔忡，口腔溃疡，小便短赤，大便秘结，形体消瘦。

治法：益气养阴生津。

方药：百合固金汤合四君子汤加减。

百合 30g，生地 20g，熟地黄 15g，当归 15g，白芍 15g，

桔梗 10g，玄参 15g，麦冬 15g，川贝母 10g，党参 15g，沙参 30g，白术 15g，柴胡 15g，郁金 15g，半枝莲 15g，石见穿 15g。

伴有干咳者，加枇杷叶 15g，款冬花 15g；伴有便秘者，加大黄 5g，火麻仁 20g，瓜蒌仁 30g；伴有失眠者，加合欢皮 15g，夜交藤 30g。

③阴虚火毒证

证候特点：主症见放射灶皮肤潮红、溃疡、疼痛，口干舌燥、喜饮，舌质红，少苔或少津，脉细数。次症见咽喉疼痛，牙龈肿胀，虚烦难眠，潮热颧红，干咳少痰，口腔溃疡，小便短赤，大便秘结。

治法：清热解毒，养阴生津。

方药：清燥救肺汤或金银花甘草汤合犀角地黄汤。

桑叶 15g，石膏 20g，胡麻仁 15g，阿胶 15g，枇杷叶 20g，人参 12g，麦冬 15g，杏仁 15g，天冬 20g，金银花 20g，甘草 10g，水牛角 30g，生地黄 20g，黄芩 15g，知母 15g，石膏 20g，牡丹皮 15g，白芍 15g，玄参 20g，麦冬 20g，沙参 30g，柴胡 15g，当归 15g，郁金 15g，半枝莲 15g，石见穿 15g。

伴有咽喉疼痛、口苦咽干者，加千层纸 5g，胖大海 10g，麦冬 15g；伴有干咳者，加川贝母 12g，枇杷叶 15g。

④外治法，放射性皮炎予以复方黄柏液局部湿敷，每次 20 分钟，每天 2 次。

4. 稳定期

王教授结合六十余载治疗经验，认真探究各期临床症状及中医证候特点，经过不断总结，将乳腺癌术后稳定期，分为肝郁气滞证、阳虚寒凝证、阴虚肠燥证三型。根据不同证型，采用不同治法，提高患者免疫力，预防肿瘤复发转移。

稳定期是指手术、化疗、放疗结束以后的 5 年或更长时间。中医辨证论治的主要目的是缓解患者不适，改善生活质量并预防复发转移，对症处理内分泌及靶向治疗的副作用。

①肝郁气滞证

证候特点：主症见情志抑郁，胸闷胁胀，胸胁、乳房或少腹胀闷窜痛，脉弦。次症见烦躁易怒，善太息，舌淡苔薄白。

治法：疏肝解郁。

方药：逍遥散合柴胡疏肝散加减。

柴胡 20g，当归 15g，白芍 12g，白术 12g，茯苓 15g，陈皮 10g，薄荷 6g（后下），煨姜 10g，郁金 12g，香附 10g，石见穿 15g，半枝莲 15g。

情绪焦虑、抑郁者，加玫瑰花 10g，合欢皮 15g，远志 12g；若肝郁烦闷较甚者，加百合 20g，知母 12g；脾虚腹胀、苔白者，加黄芪 15g，党参 20g；肝郁化火，口干口苦，加丹皮 15g，栀子 12g；月经量少，头晕者，加熟地黄 20g，阿胶 15g。

②阳虚寒凝证

证候特点：主症见面白，畏寒肢冷，喜静蜷卧，苔白或白腻，脉沉细或迟细。次症见易感冒，神疲乏力，舌淡。

治法：温经通脉，散寒通阳。

方药：阳和汤合当归四逆汤加减。

鹿角胶 15g，熟地黄 20g，桂枝 15g，麻黄 12g，白芥子 15g，细辛 6g，白术 15g，当归 15g，生甘草 10g，柴胡 12g，半枝莲 15g，白花蛇舌草 15g，蜂房 15g。

若阴寒较重者，加附子 5g，肉桂 3g；气虚者，加党参 20g，黄芪 15g；气滞者，加香附 15g，木香 12g；血虚者，加白芍 12g，阿胶 15g。

③阴虚肠燥证

证候特点：形体消瘦，潮热盗汗，心烦少寐，食欲不振，口渴咽痛，干咳少痰，大便秘结，小便短赤，舌红无苔或少苔，脉细数。

治法：滋阴清热，润肠通便。

方药：增液汤合沙参麦冬汤加减。

玄参 20g，生地黄 15g，麦冬 20g，石斛 15g，玉竹 15g，天花粉 15g，黄柏 12g，知母 12g，陈皮 12g，焦山楂 20g，生扁豆 15g，生甘草 10g，柴胡 12g，半枝莲 15g，白花蛇舌草 15g，蜂房 15g。

若热结甚者，加大黄 10g，芒硝 10g；牙痛者，加牛膝 12g，牡丹皮 12g；痰中带血丝者，加白茅根 15g。

5. 稳定期临床不适的相关处理

（1）乏力

乏力是癌症患者最常见的症状之一，西医称之为癌性疲劳，美国国立综合癌症网络定义：一种与癌症或癌症治疗有关、妨碍正常功能的、持续的主观疲倦感。中医学将其归为"虚劳"，认为其与"虚"及"劳"有密切关系。《理虚元鉴》强调肺、脾、肾在治疗虚劳中的作用。《医宗金鉴·虚劳总括》也记载"虚损成劳因复感，阳虚外寒损肺经，阴虚内热从肾损，饮食劳倦自脾成""虚者，阴阳、气血、荣卫、精神、骨髓、津液不足是也；损者，外而皮、脉、肉、筋、骨，内而肺、心、脾、肝、肾消损是也"。

癌性疲劳不同于一般的疲劳，它持续时间长，不能通过休息来缓解。癌性疲劳相关指南中指出造成癌性疲劳的 7 个常见因素：疼痛、负面情绪、睡眠障碍、贫血、营养缺乏、身体机能失调和多疾病共存。

癌性疲劳目前尚无特异性治疗方法，大多采取指导患者正确的生活方式，积极参加社会活动，改善膳食结构等措施，干预的措施主要包括健康教育、运动干预、心理干预、睡眠调节、视觉影像与听觉干预、营养支持治疗和药物治疗。让患者正确认识自身状况，决定治疗方案，减少抑郁情绪的发生；适度运动可以减少身体机能的降低或提高身体机能，改善癌性疲劳；医生通过心理干预，使患者对医生依赖性增加，保证良好沟通情绪；调整不良作息习惯，可以有效减低癌性疲劳，改善患者生活质量；同时观看积极健康向上的影片，听舒缓类音乐，使患者有效放松，转移患者注意力；饮食注意补充优质蛋白质，改善患者营养状态，增强机体免疫功能；目前药物治疗无特效药，主要的治疗药物有中枢兴奋剂、皮质类固醇、促红细胞生成素以及中药等。

王教授认为，乏力作为癌症患者最常见的症状，是由肿瘤导致脏腑气血阴阳失调、正气虚弱，亦可由手术、化疗、放疗等各种治疗引起人体正气损伤，日久不复所致。故中医病机为正气亏虚、气血阴阳不足、脏腑虚损，但在疾病发展过程中，也存在夹郁、夹痰、夹湿、夹瘀等情况，是"以虚证为主，夹杂实证的一种证候"。中医治疗立足肿瘤疾病本身，强调扶正与祛邪相辅相成，辨证论治才能达到更好的治疗效果。如《灵枢》中曰"虚者补之，实者泻之"。

王教授认为本症的发生与肝、脾、肾密切相关，相互影响。正气亏虚多由脾肾脏腑功能受损所致，肾为"先天之本"，为人体生命之本源；脾为"后天之本"，气血生化之源，生命活动的维持及精、气、血、津液的化生均依赖于脾的运化，且脾主四肢肌肉，脾虚气血化生不足，不能濡养四肢可导致四肢乏力等症。《景岳全书》中曰："凡脾肾不足及虚弱失调之人，多有积聚之病，盖脾虚则中焦不运，肾虚则下焦不化，正气不行，则邪滞得以居之。"肝主疏泄，肝疏泄功能正常，气机畅通调达，才能保证水谷之精微化为气血，并被输送至全身组织器官，使五脏受濡养，肝喜调达而恶抑郁，女性心思细腻，因易受情绪影响，故阻碍肝之气机升降，影响脾之运化，气血亏虚。在治疗时应着重于补益脾肾，疏肝理气，扶正祛邪，健脾益肾。祛邪可以予仙鹤草 15g，石见穿 15g，半枝莲 15g，白花蛇舌草 15g，蜂房 15g 等抗肿瘤。

如体倦懒言，气短乏力，纳食不香，面色萎黄，大便稀溏，月经色淡，量少，舌淡，脉细弱，治以健脾补气、补益脾胃，方用四君子汤、补中益气汤或参苓白术散等加减；气血亏虚，伴头晕目眩，心悸失眠，面白无华，月经推迟，量少或经闭，口唇爪甲色淡，脉细弦或涩者，方用四物汤、当归补血汤、八珍汤等加减；肾阴亏损，伴头晕耳鸣，腰膝酸软，骨蒸潮热，盗汗遗精，手足心热、口燥咽干，舌红，苔少，脉沉细，方用六味地黄丸、左归丸加减；肾阳不足，伴腰痛脚软，少腹拘急，小便不利，身半以下常有冷感，舌淡而胖，脉虚弱，迟部沉细，以肾气丸、右归丸加减。气血虚能致郁、致瘀，脾虚则津液不得输布，聚湿成痰，伴有肝气郁结者，加用柴胡 15g，郁金 12g，川楝子 9g，合欢皮 15g，玫瑰花 12g；伴有瘀血内停，加川芎 12g，桃仁 9g，红花 6g，丹皮 12g；伴痰湿内停，加薏苡仁 15g，陈皮 15g，半夏 15g 等。

（2）便秘

癌性便秘是指发生在恶性肿瘤患者中的便秘，指粪便在肠内滞留过久、排便周期延长，或粪质干结、排出困难，或排便不畅的病证。有报道称，40%～70% 的肿瘤患者需要接受便秘的药物治疗，多与手术、放化疗及使用肿瘤治疗相关药物有关，导致患者的生存质量明显下降，造成患者依从性差，甚至放弃治疗。王教授认为，应用药物耗伤气阴，致气阴两虚，胃肠燥热、耗伤津液，不能下润大肠，热与糟粕相结、壅塞不通；脾胃虚弱，气血亏虚，气虚推动无力，血虚肠道失养，大便不通；或肾阳不足，虚寒内生，寒性凝滞，大便排出困难。故肿瘤患者便秘多为气血阴阳亏虚伴气滞、痰湿、寒凝等，为虚实夹杂、本虚标实之证，治疗宜补虚扶正，配伍泻下、润下通便之品，以标本兼治。

王教授认为本症治疗上以补虚为主，泻下为辅。补虚，即益气、补血、养阴、温阳；泻下，即攻下药、润下药，通便散结，同时少佐抗肿瘤中药。如大便干结，如羊屎，口燥咽干，心烦，舌红少苔或无苔，治以泻热导滞，润肠通便，方以增液汤或麻子仁丸、新加黄龙汤加减；大便艰涩，腹痛拘急，手足不温，舌苔白腻，脉沉迟，治以温里散寒，通便止痛，方以大黄附子汤或济川煎加减；气虚秘，大便不干或不硬，排出无力，汗出无力，面白神疲，肢倦懒言，舌淡苔白，脉弱，治以补气润肠，方以黄芪汤、补中益气汤加减，血虚秘，大便干结，伴心悸气短，头晕目眩，舌淡苔白，脉细或濡，治以养血润燥，方以润肠丸加减。如伴有气滞、腹中胀满，加用木香12g，槟榔10g，大腹皮12g，枳实12g行气导滞；另加用抗肿瘤药物如石见穿15g，半枝莲15g，白花蛇舌草15g，蜂房15g等。

本症也可结合中药外治法，如穴位贴敷、中药灌肠、中药热奄包、针刺等。中药外治法没有肝脏首过效应，避免了胃肠因素的干扰和灭活，减少了药物的不良反应，操作简单，易被患者接受，内治与外治相结合，可起到双重效果。外用药以健脾理气、行气导滞为主，如芒硝、莱菔子、槟榔、瓜蒌子、大黄等，同时指导配合饮食调节和改善不良排便习惯。

（3）失眠

失眠属中医"不得眠""不得卧""目不瞑""不寐"等范畴。主要表现为睡眠时间、深度的不足，轻者入睡困难，或寐而不酣，时寐时醒，或醒后不能再寐，重则彻夜不寐，常伴随头痛、头昏、心悸、健忘、神疲乏力、心神不宁、多梦、恐惧、五心烦热等症状。中医对失眠早有记载，在《难经》

中首次记载"不寐"的病名。大多数医家认为失眠与心、肝、脾气血阴阳失调密切相关。由于各种原因导致气血阴阳的不平衡都会引起失眠，其发病的病因病机十分复杂。

王教授认为癌症患者失眠多与情志因素、气血不足有关，对癌症复发的恐惧、精神紧张焦虑、思虑过度等因素，以及各种治疗引起患者脾、肾、肝功能受损，气血生成不足，无以濡养心脉，致使气血阴阳失和，阴不入阳，引起失眠。其证候特点往往是虚实夹杂，其病位主要在心，与脾肝等脏器密切相关。

王教授认为本症在治疗上以疏肝健脾、补气养血、交通心肾阴阳为主，佐以抗瘤扶正，方以八珍汤、酸枣仁汤合交泰丸加减。失眠重者，加龙骨30g，牡蛎20g；心肾不宁者，加夜交藤15g，龙眼肉养心安神；气虚重者，加党参15g，生黄芪15g；血虚重者，加熟地20g，白芍12g，当归15g，黄芪30g，丹参15g；虚烦重者，加柏子仁20g，玄参15g，远志12g。另加用仙鹤草15g，白花蛇舌草15g，石见穿20g。伴有痰热内盛，患者不寐，见胸闷心烦，头晕目眩，呕恶痰涎，舌苔腻而黄，脉滑数者，多因脾虚湿盛生痰，郁久化热，痰热上扰导致心神不安，加用山栀12g，丹皮12g，半夏12g，陈皮12g，茯苓15g，浙贝母12g，瓜蒌皮12g，竹茹15g，枳实10g等以清热化痰，和中安神；伴有心阳亢盛，患者睡后易醒，醒后难以再入睡，胸闷烦躁，口渴引饮，舌尖红，苔黄，脉弦，多因心火亢盛，火不归元，心肾不交所致，加用山栀15g，生地黄15g，淡竹叶15g，黄连12g，肉桂3g，煅龙牡各20g，珍珠母15g，清热潜阳、宁心安神。伴有肝气郁滞，患者思虑太过，善太息，情绪低落或急躁易怒，胸胁胀闷疼痛，舌淡红，苔薄白，脉弦，多因忧愁烦恼太甚，导致情志不遂，肝气郁结，心肾不交而失眠，加用柴胡 15g，白芍 12g，香附 12g，郁金 12g，枳壳 12g 等。予半枝莲 15g，白花蛇舌草 15g，蜂房 15g 等抗肿瘤。同时根据不同证型辨证施治，辨证辨病相结合，才能标本兼治，既能控制病情，又能改善患者睡眠。

（4）贫血

贫血多因肿瘤细胞耗损精血以自养，气血生化乏源，气血亏虚，或手术、化疗药伤正，损伤脾胃、肝、肾等脏腑功能，或后天失养，脾胃功能不足，致造血功能受损，新血无以化生，若胃气衰败，不能纳谷，则尤为严重。治当健脾益肾，补气养血，方用八珍汤、当归补血汤、十全大补汤等加减，健脾益气、补气养血。如患者身体瘦弱，加用枸杞子 15g，黄精 30g，鸡血藤 12g，大枣 10g 及阿胶 10g，鹿角胶 10g 等血肉有情之品；如抗肿瘤治疗进行中，加用仙鹤草 15g，白花蛇舌草 15g；因瘀血不去，新血不生，可酌情加用当归 12g，三七 10g，丹参 10g；如脾气亏虚，脾胃虚弱，加炒白术 15g，砂仁 12g，神曲 12g，鸡内金 20g，炒麦芽 20g，健胃消食养胃。

（5）骨痛及骨质疏松

骨痛在排除肿瘤转移癌、风湿、类风湿等免疫性疾病及外伤、炎症可能后，最大的原因就是年龄增长导致的退行性变及乳腺癌患者使用内分泌治疗药物引起的体内雌激素水平下降引起的骨钙丢失及骨质疏松。根据其症状及临床表现，可将其归于中医的"骨痿""骨痹"等范畴。

王教授认为，该症与肾脾的虚衰密切相关，以肾虚为主。肾为先天之本，藏精、主骨，骨的生长、发育、修复都有赖于肾之精气的滋养和推动，肾气充足则骨之生化有源，坚固，强健；肾气不足，则骨失所养，脆弱无力，甚至骨折。《素问·阴阳应象大论》曰："肾生骨髓，肾精充足，则骨髓生化有源。"《素问·痿论》曰："肾气热，则腰脊不举，骨枯而髓减，发为骨痿。"《景岳全书·痿证》记载："肾者，水脏也，今水不胜火，则骨枯而髓虚，故足不任身，发为骨痿。"由于年龄增长，脏腑功能逐渐衰竭，肾精虚少，骨髓化源不足，不能营养骨骼，从而导致骨痛、骨质疏松的发生。脾为后天之本，主运化水谷精微，上输于肺，下归于肾，化生气、血、精、液以荣润骨骼。《素问·生气通天论》曰："是故谨和五味，则骨正筋柔……如是则骨气以精……长有天命。"肾精与脾精互相依存，互相补充。先天之精依赖于后天脾胃运化水谷之精微充养。若脾胃功能不足，则会导致骨骼因精气不能灌溉，先天之精无以充养，血虚不能营养，气虚不能充运，无以生髓养骨，骨骼失养，则骨骼脆弱无力，而致骨质疏松症的发生。脏腑功能衰退，气血不足，运行不畅，可致血瘀，瘀血停滞于肢体经络关节，不通则痛。且瘀血妨碍新血生成，骨骼不能得到气血濡养而逐渐痿软、失养，不荣则痛，导致骨痛、骨质疏松症的发生。

王教授认为，中医治疗该症的主要原则为补肾健脾、行气活血，以补肾中药为主，阴阳双补，并配合健脾益气及活血化瘀之品对症治疗。方以地黄饮子去石菖蒲加减。若阴虚，痰火偏盛者，去附子、肉桂，加用川贝母 10g，鲜竹沥 12g，胆南星 12g；若气虚明显者，加用人参 15g，黄芪 15g；若阳虚明显者，加用巴戟天 12g，鹿角霜 5g；若腰痛明显者，加用骨碎补 15g，杜仲 15g，川芎 12g，鸡血藤 15g，益气活血通经、活血，再佐使以独活 15g，防风 12g，秦艽 15g，强筋骨、止痹痛，并予露蜂房 20g，白花蛇舌草 15g，半枝莲 15g，抗肿瘤。

另外，还可应用中药熏洗外治，药物可选用红花、当归、制乳香、制没药、伸筋草、透骨草、五加皮、威灵仙、牛膝各 50g，加水煎煮后，温热水泡脚或热水熏洗患部 10 ～ 15 分钟。

在日常生活中，也可通过饮食、运动等方式干预。注意加强营养，均衡饮食，摄入富含钙、低盐和优质蛋白质的均衡饮食；充足日照，以促进维生素 D 的合成；规律运动，建议每天 30 分钟以上中等强度的运动；戒烟限酒，避免过量饮用咖啡和碳酸饮料，尽量避免或少用影响骨代谢的药物。

（6）围绝经期综合征

围绝经期是指绝经前促性腺激素状态转变为没有生育能力的绝经后状态的过渡时期，归属于中医"脏躁""郁证""绝经前后诸证"等范畴，是妇女因"肾精虚、天癸竭、冲任衰"而引发的一系列病症。乳腺癌患者经化疗导致卵巢功能衰竭、雌激素降低，使用芳香化酶抑制剂等内分泌治疗药物会进一步降低体内雌激素水平，出现烦躁、潮热面红、烘热盗汗、失眠、月经不调等围绝经期证候。

王教授认为，女性停经前后肾气渐衰，肾的功能逐渐衰退，致使人体阴阳失衡，而出现一系相关列症状。《素问·上古天真论》曰："女子七岁，肾气盛，齿更发长；二七而天癸至，任脉通，太冲脉盛，月事以时下，故有子……七七任脉虚，太冲脉少，天癸竭，地道不通，故形坏而无子也。"女性在更年期肾气亏虚，冲任二脉虚衰，月经逐渐枯竭，若不能适应这一阶段，则会导致阴阳失衡，脏腑功能失调，可引起肝、心、脾、肾等脏腑的功能紊乱，出现肾阴虚、肾阳虚、肾阴阳两虚、心肾不交、肝郁肾虚、心脾两虚等证候。

王教授认为，本病的治疗应以治病求本为原则，若属肾阴虚者，治宜滋阴补肾，方以六味地黄丸合二至丸、左归丸加减；肾阳虚者，治宜温补肾阳，方以二仙汤、右归丸加减；肾阴阳两虚者，治宜滋肾助阳，方以地黄饮子合甘麦大枣汤加减；心肾不交者，治宜滋阴降火，交通心肾，方以交泰丸合六味地黄丸加减；肝郁气滞者，治宜补肾疏肝解郁，方以逍遥散或柴胡疏肝散、甘麦大枣汤加减；心脾两虚者，治宜健脾养心，方以归脾汤加减，以使阴阳平衡，气血调和。另佐山慈菇 15g，石见穿 15g，半枝莲 15g，白花蛇舌草 15g，抗肿瘤。若兼心烦不宁，失眠多梦者，可加用百合 20g，生地黄 20g，莲子心 15g，浮小麦 15g，酸枣仁 20g，夜交藤 15g，生龙骨 15g，生牡蛎 15g 宁心安神，清热除烦；情绪低落，郁郁寡欢，不能自控者，加合欢皮 15g，远志 12g，甘草 10g；兼口咽干燥、五心烦热者，加石斛 15g，麦冬 15g，玉竹 15g，地骨皮 15g，浮小麦 15g，五味子 12g；头痛、头晕者，加天麻 15g，钩藤 15g，珍珠母 20g；双目干涩者，加枸杞子 15g，杭菊花 15g，沙苑子 15g；神疲乏力，纳少便溏者，加炙黄芪

15g，党参 15g，茯苓 15g，炒白术 15g。此外，患者还应适当进行体育锻炼，避免情志刺激，保持乐观情绪，这对于疾病的康复很有帮助。

（7）上肢淋巴水肿

上肢淋巴水肿是乳腺癌腋窝淋巴结清扫术后最常见的并发症。因目前检查手段的提高，早期乳腺癌发现的越来越多，前哨淋巴结活检术也越来越普遍，因此，上肢淋巴水肿的发病率较前下降，但仍有部分患者行腋窝淋巴结清扫术后数月或数年内出现上肢淋巴水肿，发病率 4% ～ 16%，且术后的放、化疗还会进一步提高上肢淋巴水肿的发生。本病诊断明确，但治疗颇为困难，如治疗效果不明显，还会发生类丹毒反应，严重影响患者生活质量。本症可归属于中医学"水肿""溢饮"等范畴。《金匮要略·痰饮咳嗽病脉证并治》曰"饮水流行，归于四肢，当汗出而不出，身体疼重，谓之溢饮"。《素问·汤液醪醴论》曰"平治于权衡，去菀陈莝……开鬼门，洁净府"，提示了发汗、利小便的治疗方法。

王教授认为，乳腺癌术后上肢淋巴水肿是由于气机阻滞、气虚血瘀、痰饮停聚、络脉闭阻所致。患者手术、放化疗等治疗会影响人体正气，导致气虚，进而导致精血津液运行输布障碍，水湿内停、血瘀络阻；手术金刃伤及人体血脉及经络，使络脉受损，运行不畅，精血津液无阻滞，气机受阻，上肢血脉处于瘀滞状态，痰、湿、瘀、气在此互结，逐渐发展为上肢水肿。本病病机责之为虚、痰、瘀，气血虚为本，痰、湿、瘀为标，因虚可致瘀、致湿、致郁，患者自身阻塞的血脉与经络亦可致瘀、致湿、致郁。

本病内治与外治相结合效果较好。中医内治以益气祛风、健脾利水、活血通络为法，方以黄芪桂枝五物汤或防己黄芪汤合桃红四物汤加减。方药由黄芪 30g，防己 12g，炒白术 15g，桃仁 12g，红花 10g，当归 15g，赤芍 15g，川芎 10g，泽泻 12g，桑枝 20g，冬瓜皮 15g，泽兰 15g，益母草 15g 等组成。方中重用生黄芪大补脾胃之元气，使气旺以促血行，祛瘀而不伤正，为君药；配以当归、赤芍药、川芎、桃仁、红花、地龙能活血祛瘀通络；辅以茯苓、泽泻健脾渗湿以消流于经络之痰湿，更以桑枝活络利水并引诸药直达病所。伴上肢红肿热痛者，可加用金银花、蒲公英、野菊花；气虚明显者可重用黄芪，加用党参、白术；水肿日久，按之硬韧者加白芥子、鹿角片。

外治方面，可使用艾灸、中药塌渍疗法等。艾灸具有活血行气、消瘀散结、温经活络的功效，一般可选取合谷、肩髃、外关、臂臑、水分、阴陵泉、天泉、曲泽、郄门、间使、内关、大陵、劳宫、中冲穴。中药塌渍治疗所用药物根据水肿证型不同而进行选用，属于阴证水肿者，使用温通血脉的药物，如当归、鸡血藤、桂枝、干姜、木瓜、威灵仙、伸筋草、秦艽、桑枝等；属于阳证水肿者，使用利湿活血通络药物，如白术、茯苓皮、猪苓、车前子、泽泻、益母草、泽兰、丹参、蒲公英、紫花地丁等。

另外，可采用弹力绷带、按摩引流等方法治疗。加压疗法可通过改变静脉、动脉及毛细血管微循环的血液灌注以缓解淋巴水肿。操作简单易行，无痛苦，易被患者接受。按摩引流可选择手太阴肺经、手阳明大肠经、手少阳三焦经以及手太阳小肠经作为循经按摩路线以及肩井穴、天宗穴、肩髃穴、肩髎穴等穴位，能通经活络，可有效治疗乳腺癌术后患肢的肿胀及肩关节功能障碍，帮助患侧肢体恢复常态。

术后上肢淋巴水肿是乳腺癌术后较常见的并发症，早期干预效果较好，能够完全治愈，而且防重于治。术后应做好患者对相关知识的科普，平时避免患侧上肢损伤、感染、药物注射、抽血等；避免上肢负重及高强度、高频度活动；避免穿过紧的内衣，最大限度预防上肢淋巴水肿的发生。

（三）晚期乳腺癌复发转移的分型辨证治疗

复发性乳腺癌可能在初次治疗后数月或数年发生，多数发生在手术治疗后 2～3 年内，部分在 10 年后仍有复发转移的可能。因此复发和转移成为延长生存期的主要问题。

复发方式包括局部复发和远处转移。总体来说，30%～40% 的乳腺癌患者会出现复发。乳腺癌复发转移的概率与原发癌症分期、组织学分级、分子分型、治疗方案、个人体质等因素相关。其中，Ⅰ 期乳腺癌的 5 年生存率能达到90%，Ⅱ 期达到75%，Ⅲ 期为 50%～60%。

肿瘤疾病三级预防是指对现患肿瘤患者防止复发，减少其并发症，防治致残，提高生存率和康复率，以及减轻由肿瘤引起的疼痛。多数为进展期病例的治疗，治愈率相对较低，对乳腺癌患者而言，应以提高其生活质量为目标。中医由于其药性缓和，在减轻患者不适及提高生活质量、延长生存时间方面疗效显著。该期中医中药主要治疗目的是抑制癌毒，稳定瘤灶，缓解临床症状，减轻痛苦，提高生活质量，延长带瘤生存时间。

王教授在临床治疗中强调中西医结合，在对晚期乳腺癌患者治疗同时进行病情的评估，及早处理不良因素影响，西医为体，中医为用，适时运用恰当的诊疗方法，根据患者病情，制订出合理的个体化治疗方案，提高患者治愈率，改善患者临床症状是最为重要的。

1. 中医病因病机

（1）正气不足是乳腺癌复发转移的前提条件

王教授认为本病的发生与正气虚损、邪毒入侵密切相关，是正虚为主、邪实为辅、虚实夹杂的一种疾病。《医宗必读》中曰："积之成也，正气不足，而后邪气踞之。"《外证医案》载："正气虚则成岩（癌）。"气血耗伤引起的虚证，涉及五脏六腑，其中以脾、肾为主。《景岳全书》记载："凡脾肾不足及虚弱失调之人，多有积聚之病，盖脾虚则中焦不运，肾虚则下焦不化，正气不行则邪滞得以居之。"正气不足，脏腑功能失调，邪毒乘虚而入，致使气滞血瘀、痰毒凝聚，相互胶结，日久形成肿瘤。癌瘤形成后，又可进一步加重脏腑功能失调，气血运行不畅，耗伤人体正气。素体虚弱、脾肾不足是产生肿瘤发生发展的病理基础。"肾为先天之本，脾为后天之本"，正如李东垣所言："水为万物之父，土为万物之母，二脏安和，一身皆治，百疾不生。"故脾肾在本病发生及治疗中起重要作用。健脾益肾、益气补血在晚期肿瘤的治疗中改善患者不适症状、提高生存质量、延长生存期等优势已得到普遍认可。因此，从脾肾入手，调整患者全身状况，调动其内在抗病能力，是健脾补肾法在肿瘤治疗中的理论依据。以健脾益肾为主兼顾祛邪的同时辅以化疗的中西医结合治疗方案治疗肿瘤，既体现了中医辨证观和整体观，又体现了中西结合互补的观点。

（2）癌毒残余、旁窜是复发转移的核心条件

乳腺癌患者经手术、化疗、放疗、靶向治疗及内分泌治疗，耗伤气血，伤及脏腑，损及阴阳，使脏腑亏虚、功能衰退，气血受损，阴阳失衡。癌毒经手术治疗可祛之八九，但体内仍有残余之毒，正气足则正能胜邪，使余毒无法旁窜。正气不足则正不胜邪，癌毒旁窜，一方面，癌毒旁窜于脏腑经络，因无所制，余毒得长而发转移；另一方面，旁窜癌毒可伤及脏腑经络，使脏腑功能失调，气血津液运行失司，气不行血，留而为瘀，津液失司，凝而成痰，气滞痰凝，血瘀毒结，病理产物瘀积不通进一步促进转移的发展，并进一步耗气血，伤经络，损脏腑，长此以往导致恶性循环。如若再加情志失调，受忧思惊恐过度等不良情绪刺激，可使气机郁滞，致血瘀痰阻，或因神气涣散，脏腑功能下降，气血营卫失调而削弱正气，导致正不胜邪，加重恶性循环，复发转移亦在所难免。

（3）痰瘀内生、互结是复发转移的重要条件

王教授认为，乳腺癌患者多正气亏虚，脏腑功能低下，导致气血运行障碍，致使体内痰凝、血瘀，壅塞经络，痰浊内停、瘀血不去又可加重气滞，脏腑功能更衰，痰瘀互结，胶结难解，积久成毒，形成癌肿，脏腑功能失调，更易使癌毒停留、聚集，日久渐成新癌毒病灶，而为复发转移之变。

晚期乳腺癌患者脏腑功能不足，生化乏源，气血津液耗伤，机体失养，部分癌毒留结，阻滞气机运行，痰饮、瘀血内生，癌毒与痰瘀搏结，随气血运行至正气不足之所，形成复发转移之肿块。

（4）精神因素亦为复发转移创造条件

《素问·举痛论》云："百病生于气也。怒则气上，喜则气缓，悲则气消，恐则气下，思则气结，惊则气乱。"七情致病可损伤五脏，影响全身的气机运行。《灵枢·寿夭刚柔》曰"忧恐愤怒伤气，气伤脏乃病脏""精神不进，志意不治，故病不可愈"。情志因素可影响疾病的转归。

2. 辨证论治

目前晚期癌尚无特效疗法，本期患者多已气血大亏，治疗上以扶正祛邪为主。在攻邪的同时，配合健脾益肾中药治疗以发挥机体内在抗癌能力。《医学心悟》中指出："虚人患积，必先补其虚，理其脾，增其饮食。"人体脾胃健旺，肾气充盛，则五脏安和，才能"正气存内，邪不可干"。

正虚是肿瘤患者复发转移的前提条件，在恶性肿瘤的发生发展过程中，经常可见一些正气虚弱的临床症状。如面色少华，纳呆腹胀，便溏腹泻，舌淡苔薄，脉细等脾胃虚弱症状；或见口咽干燥，盗汗遗精，五心烦热，舌红苔少，脉细数等阴虚内热症状；或头晕目眩，腰酸耳鸣，眼花目涩，舌红绛苔光等肝肾阴虚症状；或畏寒肢冷，腰膝酸软，面色㿠白，小便清长，大便溏薄，舌淡胖，脉沉细等肾阳不足症状。根据治病求本，虚则补之，损则益之的原则，治疗上予以益气健脾治法，方药选用四君子汤加减；治以滋阴清热，方药选用左归丸、沙参麦冬汤加减；治以滋补肝肾，方药选用六味地黄丸加减；治以温补肾阳，方药选用金匮肾气丸、右归丸加减。常用药物有人参、党参、黄芪、茯苓、山药、白术、陈皮、生地、麦冬、沙参、天花粉、熟地、龟甲、鳖甲、当归、附子、肉桂、仙茅、淫羊藿、肉苁蓉、巴戟天等。在肿瘤的发生发展中，可出现邪毒、瘀血、痰凝等病理产物，表现为本虚标实之证。可根据正虚和邪实的偏颇，予以祛邪为主兼以扶正，扶正祛邪并重，扶正为主兼以祛邪等不同治疗。邪去则正安，祛邪即扶正，正盛则可祛邪，正虚则邪恋，扶正法贯穿于治疗的始终，祛邪根据症状表现进行，但要注意且勿攻伐太过，影响人体正气。

王教授结合治疗大量乳腺癌患者的临床经验，认真探究各期临床症状及中医证候特点，经过不断总结，发现本期多为肾虚毒聚证（骨转移）、肺郁毒结证（肺转移）、湿热毒滞证（肝转移）、痰瘀阻络（局部淋巴结转移）、痰毒阻脑（脑转移）、正虚毒盛（全身多发转移）。该期主要治疗目的是抑制癌毒，稳定瘤灶，缓解临床症状，减轻痛苦，提高生活质量，延长带瘤生存时间。

（1）肾虚毒聚证（骨转移）

本证由于癌毒日久，脏腑功能失调，痰瘀内生并伏留于体内，久则伤及肾之阴阳所致。由于正气无力驱邪于外，致痰瘀毒聚结于骨间，发生骨转移。癌毒蚀骨伤髓，与痰瘀凝结气血，经络闭阻，不通则痛，故临床上以骨痛为主症。证属肾虚毒聚型，为肾精亏虚，正气不足，癌毒与痰瘀互结于骨，不通所致，治以补肾壮骨、扶正祛邪、通络止痛为主，方以六味地黄汤、四君子汤、身痛逐瘀汤合方加减。组方上用熟地黄、女贞子、淫羊藿、仙茅、补骨脂、杜仲、鹿角胶、茯苓、党参、黄芪、白术、山药、柴胡、香附、桃仁、川芎、山慈菇、浙贝母、白花蛇舌草、半枝莲、甘草等。

若骨痛明显者，加延胡索、郁金、全蝎、蜈蚣。

（2）肺郁毒结证（肺转移）

本证由于正气不足，邪毒侵肺，肺气肃降失司，郁滞不宣，进而血瘀痰凝，与癌毒交结，而发肺转移。临床上以胸闷、胸痛、咳嗽、咳痰、咯血为主症。证属肺郁毒结型，为肺气郁滞，痰瘀毒结所致，治以补气开郁、化痰逐瘀、散结止痛为主，方以瓜蒌薤白半夏汤、二陈汤、血府逐瘀汤合方加减。组方上用半夏、瓜蒌、北沙参、薤白、橘红、茯苓、苏子、生姜、皂角刺、牡蛎、桃仁、红花、生地、当归、桔梗、枳壳、柴胡、甘草等。

若脾虚明显者，加党参、白术；食欲不振加焦三仙、鸡内金、炒山楂；情绪低落，肝郁气滞明显者，加香附、郁金；血虚明显者，加熟地黄、阿胶；咳嗽、咳痰明显者，加陈皮、杏仁；气短、喘息较甚者，加桑白皮、紫苏子。

（3）湿热毒滞证（肝转移）

本证由于湿热日久，致气滞痰凝血瘀，湿热痰瘀互结为患，与癌毒滞留于肝，发生肝转移。临床上主要表现头重身困，心烦易怒，身目黄染，发热口渴，口干口苦，胸脘痞闷刺痛，胁肋胀痛灼热，纳呆呕恶，大便秘结或不爽，小便短赤，舌红苔黄腻，脉弦滑或弦数。证属湿热毒滞型，为湿热蕴结，气机不畅，毒邪凝滞所致，治以清利湿热、解毒散结、行滞止痛为主，方以茵陈蒿汤合龙胆泻肝汤、膈下逐瘀汤加减。组方上用茵陈、龙胆草、栀子、金钱草、车前子、蛇舌草、半枝莲、桃仁、红花、赤芍、鸡血藤、当归、生地、柴胡、郁金、白芍、川楝子、枳壳、黄芪、党参、茯苓、白术、大黄、甘草。

肝肾不足者，加用女贞子、生地黄、山萸肉。

（4）痰瘀阻络证（局部淋巴结转移）

本证由于患者脏腑功能不足，导致气血亏虚或气血运行不畅，使气滞血瘀，气滞影响水液运化，痰湿内生，痰瘀胶结难解，与癌毒聚于肿瘤周围，致使局部淋巴结转移。临床表现为局部肿块，质地坚硬，不伴疼痛，或伴有乳房刺痛，舌质紫暗，脉涩或弦滑。次症见痛经，色暗或伴有血块，舌下脉暗紫色，苔薄白或白腻。证属痰瘀阻络型，为气血不足，气滞血瘀，痰瘀毒结阻络所致，治以行气活血、化痰散结为主，方以桃红四物汤合逍遥蒌贝散加减。组方上用柴胡、赤芍、当归、川芎、熟地、川芎、益母草、郁金、香附、瓜蒌、浙贝母、姜半夏、生牡蛎、山慈菇、桃仁、半枝莲、石见穿、蜂房、白花蛇舌草。

伴有气血亏虚重者，加太子参、黄芪、鸡血藤；气郁者，加佛手、合欢皮、川楝子等。

（5）痰毒阻脑证（脑转移）

本证由于正气不足，脏腑虚弱，痰湿内生，痰浊与癌毒交结，随气血经络流窜至脑部，发生脑转移。临床上主要表现为头痛、恶心、呕吐、头晕，甚至昏迷，痰浊蒙蔽清窍，可伴有行为改变以及精神活动异常等症状，纳差，舌淡苔白腻，脉弦滑。证属痰毒阻脑型，为痰毒互结，结于脑部所致，治以行气化痰、解毒散结为主，方以半夏白术天麻汤合定痫丸加减。组方上用半夏、胆南星、橘红、僵蚕、郁金、石菖蒲、夏枯草、蜈蚣、全蝎、川芎、当归、天麻、黄芪、党参、茯苓、白术、薏苡仁、石见穿、半枝莲。

饮食不佳者，加人参、枸杞子、黄精、山药等。

（6）正虚毒盛证（全身多发转移）

本证多处于疾病后期，由于病邪侵入日久，耗伤气血精津，进一步损伤脏腑功能，正气不足，邪气正盛，"正气虚则为岩"，痰瘀癌毒随气血运行至全身各处，发为多处转移癌灶。临床上主要表现为面色无华，气短乏力，纳食不香，患处疼痛，固定不移，舌淡，苔薄白或白腻，脉弱。证属正虚毒盛型，为气血不足，痰瘀癌毒留滞所致，治以益气养血、活血行气、化痰散结为主，方以八珍汤合鳖甲煎丸加减。组方上用人参、白术、茯苓、当归、川芎、芍药、熟地、甘草、大黄、桂枝、鳖甲、厚朴、阿胶、柴胡、赤芍、丹皮、䗪虫、桃仁、瞿麦、半夏、葶苈子、半枝莲、石见穿、仙鹤草等。

身体壮实者，可加全蝎、蜈蚣、白僵蚕、壁虎等虫类药。

第二节 乳腺疾病特色疗法

一、情志疗法

情志即现代心理学中情绪的中医命名，也是中医学对情绪的特有称谓，是指人对内外环境变化进行认知评价而产生的涉及心理、生理两大系统的复杂反应，具有内心体验、外在表情和相应的生理和行为变化，可发生在一定的情景之中，其反应和表达方式与个体心理、生理状态有关。

（一）情志的性质

1. 情志是一种体验

情志体验是复杂的，不同的情志体验对心理产生的影响不同，但均能产生有益的或无益的，甚至有害的影响。

2. 情志是一种评价

人对可引起情志活动或情志变化的内外刺激信息具有不同的判断。

3. 情志具有易转换性

一种情志体验产生后很快被另一种或其他数种情志组合

所取代。王教授认为：患者来医院看病，没就诊、没看到大夫以前总感觉内心焦躁、忐忑不安，大夫通过望闻问切后对其进行耐心的专业解释，患者的紧张心理很快消失进入平静的心态，并期盼检查结果。检查结果显示疾病可药物治疗，或仅需要情志调整即可治愈，患者的焦躁和紧张心理很快就会被喜悦和愉快的心理所取代。

4.情志具有两极性

即截然相反的两种情志体验。日常生活中常见：喜与悲、爱与恨、轻松与焦急、喜爱与厌恶以及自豪与羞耻等。相互对立的两种情志具有相互抵消体验的作用。即所谓的"以情胜情法"。如《素问·阴阳应象大论》曰："怒伤肝，悲胜怒；喜伤心，恐胜喜；思伤脾，怒胜思；忧伤肺，喜胜忧；恐伤肾，思胜恐。"利用"以情胜情法"，即情志的这种两极性进行情志的调整治疗，是王教授惯用的情志调节治病方法，每每会产生神奇的效果。如一乳痛症患者，48岁，双乳房胀痛不适，尤其工作一天后回家胸衣脱下，两个乳腺痛得似乎要掉下来，夜间常常会从睡梦中痛醒。其丈夫早年因车祸丧生，独带一子，还有年迈的母亲需要照料，儿子是18岁高三学生，学习成绩优异，正备考大学，自己没有固定工作，靠打零工维持生计，常常忧心忡忡，担心母亲照顾不周，担忧儿子的前程和学业。经乳腺触诊、彩超、钼靶检查后未发现有钙化及肿块病变，但患者反复强调自己是家庭的支撑，自己会不会得了乳腺癌？会不会活不了很长时间了？自己死了，孩子可咋办？患者一边说一边掉眼泪。王教授边把脉，边耐心听患者叙述，听完嘿嘿一笑，拍拍患者的肩膀，亲切地说：放心吧大妹子，您不会有事的，您的乳房和身体都很健康，您主要是担心母亲和孩子，担心这个家以后的日子咋过？您说得很好，您是一位女汉子呀，是一位巾帼英雄，是一位孝顺的女儿，也是一位了不起的妈妈，儿子培养的那么优秀，从您的面相上看，您今年应有喜事临门，您要好好打起精神，做好孩子的榜样，做好母亲的脊梁，鼓足干劲，把母亲照顾好，做好孩子的后盾，把孩子交给学校和老师，准备准备，一月后迎喜呀，可不能愁眉不展，把临门的喜事给冲了。患者听了喜出望外，忙问：是真的吗？王教授说：一定！不然再来找我。患者站起来向王教授深深鞠了一躬，老哥哥，我感觉我的病好了，不用吃药了。1个月后的一天，那位患者如期而至，到诊室就说：老哥哥您真是能掐会算的济公活佛，我现在乳房真的不疼了，而且我家真是有了天大的喜事，说着就从包里小心翼翼地捧出了儿子被某大学录取的通知书，我现在什么病也没有了，一天能干2份工作，收入也还蛮不错的，谢谢您，老哥哥，是您救了我，也救了我们全家。王教授就是这样不需用药治疗的病，他就从心治、从情治，零成本把患者的病治好。

5. 情志可调不可控性

情志的可调性是指情志的表达和表现具有能够为个体主观愿望所调节、调整的性质；不可控性则是指情志具有不受个体主观愿望支配而表达与表现出来的性质。王教授在平时坐诊时比较重视正性情志调整，对于那些情绪低落、多愁善感的患者，经常会用一些巧妙的家常话，比如：我看你确实是一个能大能小的聪明人，应该没有什么事情可难倒你的；疾病和人的斗争就好像战场上的敌我双方，敌强我就弱，敌弱我就强；只要有信心病肯定会向你低头、让路；等等。每每这些话语会激发患者主动进行正性情志的调节，唤起患者主观幸福感，达到不用药物胜似药物的治疗效果。不可控性是指在某些时候及场合，人们真实情感不受主观愿望的调控。顾不上场合忌讳的"失声痛哭"，忘记身份尊严的"破口大骂"，冲破藩篱、有悖常规的"誓死爱你"，等等，都是情志不可控制性自然流露或爆发出来的生动描述。现实生活中此类现象几乎比比皆是。情志调节的可控性进一步发挥着情绪的适应动机功能，影响着人们的日常心境及心理健康状态。对于患有重大生理疾病的患者，适当的情志调节对于身心健康能起到重要作用。情志可调不可控性对情志病的防治主要体现在肝主疏泄的调节气机作用。维持机体气机调畅是保证情志活动得以正常进行的关键因素。情志调畅，肝的疏泄功能正常，则气和志达，发而有节。《素问·灵兰秘典论》曰："肝者，将军之官，谋虑出焉。"就是对肝具有刚直不阿的特性，可视为对情志不可控性及其与肝脏关系的另一种表述。王教授认为：这种情况下单凭情志调整很难较快奏效，必须使药物联合情志调整才能达到预期的目标。

6. 情志具有可感染性和掩饰性

情志的可感染性是指其具有相互影响，能够感受、表达近似或相同情绪的性质；情志的掩饰性则是指其具有为人们掩藏真实体验，表现出与其内心感受不一样反映的性质。场合及氛围是情志可感染性的必要媒介（或环境）。如人们置身喜庆场合，喜庆的氛围通常会感染每一位身处其中的人，使其产生和表现出激动、高昂、振奋的情绪。

7.情志具有敏感性和脆弱性

敏感性表现在人们交往时，能敏锐地感受对方面部表情、声音以及身姿的变化，并随之做出反应。脆弱性体现在情感易于受到伤害。这种敏感性与脆弱性是人的尊严、价值的体现，是人际交往的敏感地带与人际关系复杂微妙的源泉。

8.情志具有突生性

突发性是指只有在人与人发生关系或者当个人的心理或行为同他所处的社会文化结合时才能显示出来的特点，而且这些特点无法还原到个人或生理的基础上去。情志的突生性主要表现在来源、时间、结构和变化四个方面。

王教授认为，从情志的性质来看较为复杂，可以产生单纯的情志病，也可以是器质性疾病与情志病的交融，也可以相互影响。掌握了情志病的性质，就可以搞清患者的真实情绪，在临床工作中根据不同性格的人、不同的疾病，采取不同的情志调节方式。如利用情志的可感染性，可让情绪低落、郁郁寡欢的患者多接触喜庆、欢乐的场合和氛围；敏感、脆弱的患者多置身于修身养性的环境中锻炼，如适当练习五禽戏、八段锦、易筋经、太极拳等。

（二）情志致病的因素

1.情志因素

情志致病病因，是指各种导致情志病证发生的原因和条件。原因主要是指由个体内外环境变化形成并导致疾病发生的情志刺激。

2.自然因素

（1）季节气候因素

季节气候因素对人体的情志活动能产生重要影响。如秋季是抑郁症的高发期，这个时期高发的抑郁症在临床上称为"秋季抑郁症"。其原因主要是秋季白昼时间短，气压偏低、阳光照射少、干热风多，人体的生物钟还没有完全完成由长夏到早秋的变化，导致生理节律紊乱和内分泌失调，因而出现了情绪与精神状态的紊乱，反应迟钝，遇事犹豫不决，解决问题的能力降低；另外大风天气常使人出现头痛、心慌、胸闷、四肢无力等症状，同时也使人心烦意乱。

（2）昼夜晨昏因素

通过对临床病例的观察，反应性忧郁症患者在夕阳落山、黄昏笼罩、夜幕将至时忧郁加重，感到悲观绝望。西医学研究也表明，人大脑中的自然电磁压力在满月时会发生变化。对月亮敏感的人，大脑右半球的电磁压力在满月时增加，其后果是导致情绪不稳定，容易激动。

3. 社会因素

人具有自然属性，也具有社会属性。社会政治、经济、文化、教育、道德、法律、民俗等对人的情志都可产生影响。社会纷乱、战争创伤、经济危机、工作学习不顺心；人际关系不和谐、下岗失业、婚恋纠葛、生离死别等均可引起强烈的情志变化。

（1）家庭生活影响

家庭生活方面主要包括家庭成员关系、家庭经济状况、居住环境等。家庭生活是引起情志波动的重要原因。家庭成员的关系如何，直接反映出家庭成员之间相互联系的紧密程度、影响程度、家庭的稳固程度、各项家庭职能的履行程度，以及家庭生活质量等诸多方面，并以不同的方式对情志产生影响。配偶之间、父母子女之间、婆媳之间是家庭关系的主要内容。家庭经济状况是引起情志异常的重要原因之一。

（2）工作、学习影响

工作关系是引起情志异常的主要根源之一。工作不如意、工作主体与客体不协调、同事关系不合、上下级关系紧张等是引发情志异常最常见的一大类因素。单调、重复性的工作，嘈杂刺耳的噪音，一定刺激性的气味，均对情志反应产生较强烈的影响。

（3）社交及其他方面影响

社交，是人与人之间的相互联系。通过交往，人们实际感受到彼此之间的现实利益关系，由此产生情感的动荡起伏变化。因此，人际交往是情志活动变化、情志转换最为活跃的源泉，也是引发情志异常最为复杂、多见的根源。人际关系协调使人身心愉悦，可促进身心的健康发展，反之则易引起情志异常，造成情志病证。

4.个体因素

个体因素是在致病因素作用的前提下，决定疾病发生发展的重要因素。面对同样的外界刺激，能否形成情志刺激而发病，与个体自身因素密切相关。个体自身因素主要包括个体心理因素和个体生理因素两个方面。

（1）个体心理因素

①个性（人格）因素：也称人格。指一个人的整个精神面貌，即具有一定倾向性的心理特征的总和。个体的个性特征往往比引起疾病的病原性质更能决定疾病的表现。

②认知因素：人的情绪并不是由某一诱发事件本身所直接引起的，而是由经历了该事件的个体对这一事件的认知、解释和评价所引起的。而认知、评价的结果，又直接影响情绪反应的性质、趋向和强度等。个体对事件性质、严重程度的认知和评价不同，则产生的情志变化也不同。人对事物的认识、感知是决定情绪反应的根本。

③意志因素：意志是人自觉地确定目标、支配行动，并克服困难，最后实现目标的心理过程。意志因素在七情的发生、致病中起着重要的调节作用。一个意志坚强的人能够长时间地承受各种精神压力，并可逐渐化解；而意志薄弱的人在承受了一定压力后，很容易诱发各种心身疾病。

④心境：心境是比较微弱而持久的情绪状态，能在较长

时间内使人的一切活动都染上同样的情绪色彩，它构成了整个心理活动的背景。积极良好的心境有利于健康，而消极不良的心境往往导致情志病证的发生。

（2）个体生理因素

①机体生理状态：机体状态良好的人，其内心体验与情绪表达反应正常；机体状态欠佳的人，对刺激事件的评价及反应受到影响就较大。因此，机体生理状态是引起情志异常的重要原因，是情志刺激是否致病的重要条件。

②机体病理状态：患有某种疾病的人，往往容易产生恐惧、疑虑、焦虑等一系列不良情绪反应。如心病患者，常因心悸、心慌而有恐惧的反应；肝病患者多因食欲不振、精神萎靡而带有忧郁情绪。

5. 其他因素

其他如生活行为方式、性别年龄等也是影响情志病证的重要因素。

（1）生活行为方式

人的生活行为方式与情志刺激及疾病也有密切关系。情绪低落与吸烟密切相关。饮酒、咖啡与情绪亢奋有关。

（2）性别年龄

女性易因抑郁、悲哀、思虑等情志刺激而发病；而男性往往易受愤怒、狂喜等情志刺激而发病。

在年龄方面，婴幼儿及儿童通常因惊恐发病；青壮年易因暴怒、过喜而发病；老年人易被激惹，或处于抑郁、愤怒状态，因多疑、忧虑而发病。

另外，职业、药物等也是引起情志病证不可忽视的因素之一，如长期服用化疗药物、抗高血压药、抗精神病药、非甾类消炎药物等容易引起抑郁症。从事司机、银行职员、行政领导等职业的人，情志病证的患病率较高。

王教授总结上述的情志致病因素认为，从中医角度及临床观察，主要可归结为脏腑亏虚、情志过激两大因素。情志致病学说源于《黄帝内经》，认为情志致病的机制在于脏腑气机的紊乱。《金匮要略》提出的"梅核气""奔豚气""脏躁"等皆与情志相关，并认为情志病的病因病机也以脏腑亏虚、情志过激为两大主因，与王教授认识相同。陈无择高度概括张仲景关于情志致病的论述，将"情志"称为内因。陈无择首倡"情志内伤病因论"，并将情志内伤作为独立的致病因素加以讨论。他在《三因极一病证方论》中说："情志，人之常性，动之，则先自脏腑郁发，外形于肢体，为内所因也。"提出"内则情志，外则六淫，不内不外，乃背经常"之"三因学说"。一般来说，"喜、怒、悲、恐"以突然而强烈的情绪刺激为致病的主要条件。由于外界刺激因素猝然而至往往超出正常人体的承受能力范围，从而造成机体短时间内出现病理变化的现象，正所谓"离绝菀结，忧恐喜怒，五脏空虚，血气离守"。正常情况下人体的阴阳处于平衡状态，如果情志变化剧烈则阴阳平衡失调，进而影响人的气血正常运行，导致气血功能紊乱。"怒为肝之志"，如果大怒不止，则肝气上逆，血随气上逆则面赤，表现为肝失疏泄、肝气郁积、肝血瘀阻、肝阳上亢等证型，出现胸胁胀痛、烦躁不安、头昏目眩、气逆吐血，甚至昏厥猝倒，长此以往，易使人患乳腺疼痛，乳癖或乳核。情志内伤致病，一方面，可以是一种情志单独致病。如《素问·举痛论》说："惊则心无所倚，神无所归，虑无所定，故气乱矣。"《儒门事亲·卷三》中提出："怒气所至，为呕血，为飧泄，为煎厥，为薄厥，为阳厥，为胸满胁痛，食则气逆而不下，为喘渴烦心，为消瘅，为肥气，为目暴盲，耳暴闭，筋解，发于外为疽痈。"另一方面，多种情志刺激可以共同致病。由于情绪的复杂性，人们体验到的情绪往往是多种情绪的组合，而多种情志刺激共同致病则是更为常见的致病形式。情志内伤，易于首先伤肝，清代医家魏之琇有言"肝木为龙，龙之变化莫测，其于病亦然。明者遇内伤证，但求得其本，则其标可按籍而稽矣。此天地古今未泄之秘。《黄帝内经》微露一言，曰肝为万病之贼，六字而止"。王士雄进一步阐明"肺主一身之表，肝主一身之里。五气之感皆从肺入，情志之病必由肝起"。肝调畅气机，传送于心，产生情绪，后经气机传至全身，导致机体变化。情志内伤，易于伤肝，导致肝疏泄失常。太过则肝气逆证，不及则肝气郁证。情志内伤易于损伤"潜病之脏"，就是说曾患病的患者，虽然临床症状消失，但是一旦遭受情志刺激则很容易出现原先所患病的症状。如多发性纤维腺瘤、浆细胞性乳腺炎、肉芽肿性乳腺炎、乳腺癌术后复发、远处脏器转移等。

（三）常见情志所致的乳房疾病

情志变化、脏腑功能盛衰与乳房的生理病理关系密切。肾为先天之本，主藏精，肾气盛则天癸至，女子月事按时而下，乳房逐渐发育，孕育后分泌乳汁而哺乳；肾气衰则天癸竭，乳房也随之衰萎。脾胃为后天之本，气血生化之源，乳汁由水谷精华所化生，脾胃气壮则乳汁多而浓，反之则少而稀。肝主藏血，主疏泄，对女性月经、胎产及乳汁的排泄至关重要。乳房与肝经、胃经、肾经及冲任两脉也息息相关，若脏腑功能失常，或经脉闭阻不畅，冲任失调，均可导致乳房疾病的发生。如乳痛、粉刺性乳痈、乳痨、乳漏、乳癖、乳疬、乳核、乳岩、乳衄等乳房疾病。王教授结合多年的临床经验，总结乳腺诸病的归因：情志不畅，肝气郁结，或胃热壅滞，或痰瘀凝结，或肝肾不足，或乳汁蓄积或外邪侵袭等，影响相关脏腑、经脉的生理功能而产生相应的病变。

1. 急性化脓性乳腺炎（乳痈）

急性化脓性乳腺炎属中医"乳痈"范畴。多见于哺乳期女性。王教授认为，乳头属肝，乳房属胃。新产伤血，肝失所养，若忿怒郁闷，肝气不舒，肝之疏泄失常，乳汁分泌或排出失调，或饮食不节，胃经积热，或肝气犯胃，肝胃失和，郁热阻塞乳络，导致乳汁淤积，气血瘀滞，热盛肉腐，致乳房肿胀疼痛，结块或有或无，皮色不变或微红，排乳不畅，局部红肿热痛，成脓时则剧痛。常伴有恶寒发热、口渴欲饮、小便短赤、舌苔白或黄、脉弦数。

2. 浆细胞性乳腺炎（粉刺性乳痈）

也称非哺乳期乳腺炎、肉芽肿性乳腺炎等，属中医"粉刺性乳痈"范畴。王教授认为，从发病年龄、部位、临床表现、病程长短、伴随症状等方面来讲，浆细胞性乳腺炎、肉芽肿性乳腺炎是有区别的。西医抗结核治疗、激素治疗可见暂时性有效，长期根治未见相关报道。中医是从宏观，即整体观看病看人，该类患者素有乳头凹陷畸形，有粉刺样物流出，加之情志抑郁不畅，肝郁气滞，经络阻滞，致营气不从，聚结成块，郁蒸腐肉酿脓而成，溃后容易成瘘，经久不愈合。若气郁化火，迫血妄行，可有乳头溢血，部分伴发热，头痛，大便干结，尿黄，舌质红，舌苔黄腻，脉弦数或滑数。但我们采用中药治疗加情志疗法，基本可达到根治的效果。

3. 乳腺增生（乳癖）

忧郁伤肝，思虑伤脾，肝脾两伤，肝郁脾虚，则纳谷不馨，生化乏源，后天失养。王教授认为，情志不畅，郁闷忧思，致肝气不舒而失于条达，气不舒则气滞血瘀；肝郁犯脾，脾失健运，则痰浊内生。气滞痰瘀互结而成肿核，形如桃李，质地坚实或坚硬，并伴有胸闷不舒，心烦易怒，月经不调，舌苔薄白，脉弦滑。如乳癖患者大多与经常生气，闷闷不乐或性格内向，不善言语，羞于表达、发泄情感等有关。

4. 乳腺纤维腺瘤（乳核）

情志受挫，内伤，肝气郁结，或忧思伤脾，运化失司，湿痰内生，气滞痰凝，或冲任失调，气滞血瘀痰凝，积聚于乳房胃络而成乳核；或肝肾不足，因先天或后天失调，生育过多等，致肝肾亏虚，冲任失调，精血不足，水不涵木，易致肝火上升，火灼津为痰，痰瘀互结，聚而成核；其生长发展常与发育、月经、妊娠等有关，胀痛常在经前加重，经后缓解。常伴头晕耳鸣、腰酸乏力、月经不调、舌苔薄白、脉弦细数等。王教授结合临床观察，认为乳核发病非一日之功，情志异常变化影响人体脏腑气机的升降出入，使其阴阳平衡失常，气机失调，气血紊乱，使气滞、血瘀、痰凝，日久成核。

5. 乳腺癌（乳岩）

情志失调，女子以肝为先天，肝主疏泄，性喜条达而恶抑郁，肝属木，克脾土。王教授认为，情志不畅，所愿不遂，肝失条达，气机不畅，肝藏血生血功能障碍，气郁则瘀；肝郁横犯脾土，脾为生痰之源，脾失健运，则痰浊内生。长期积虑在心，所愿不得志者，急火攻心，火炼痰凝，经络痞涩，痰瘀互结于乳房而发乳岩；饮食失节，嗜厚味炙煿，湿热蕴结脾胃，化生痰浊，随气流窜，结于乳中，阻塞经络，气血不行，日久成岩；冲任不调，则气血失和，月经不行，气郁血瘀，阻塞经络，结于乳中而成乳岩，多发生于绝经期前后；经气虚弱，感受毒邪之气，阻塞经络，气滞血瘀，日久停痰结瘀于乳；先天禀赋不足，机体阴阳平衡失调、脏腑失和等均可致病。

王教授认为上述主要列举临床常见病种，另有乳痛、乳发、乳痨、乳漏、乳疬、乳衄等乳腺疾病，无不与肝有联系，诸多病因中犹以"肝郁"为先，肝疏泄失调可导致肾虚精亏、冲任失调、脾胃运化失常等一系列脏腑功能的失常，出现气滞、血瘀、痰凝等病理变化。提出"治乳先治肝，气调乳自安"的治疗原则。

（四）常用的情志疗法

1. 树立中医整体观

中医整体观强调形神一体、心身统一。王教授对乳腺疾病的看法：乳腺疾病常表现在局部症状较重，如红、肿、热、痛，局部溃烂、流脓，乳头溢血、溢脓，整个乳腺像是一个快要爆破的大气球，甚至肿块硬如磐石或烂如菜花，恶臭难闻，还有更甚者胸部板状，像是压个大青石，上身穿个大盔甲，呼吸困难，整日端坐，难以平躺等，来势似很凶猛。但这个病一开始就是一个全身性疾病，治疗时一定要想到这个病是发生在有思维的活体，故应着眼于整体的调理，有时甚至将心理治疗放置于第一位。《素问·宝命全形论》中说："一曰治神，二曰知养身，三曰知毒药为真，四曰制砭石小大，五曰知脏腑血气之诊。"萧天石先生就指出："养病之要，首在养心。却病之要，亦先在却此心病，心病一除，它病自远。"说明心理治疗在疾病治疗中具有十分积极的作用。心理治疗对由心理因素引起的情志疾病尤其重要。朱震亨在《丹溪心法》中指出"五志之火，因情志而生……宜以人事制之，非药石能疗，须诊察由以平之"，即强调心理治疗有时比药物治疗更重要。王教授的看法与之不谋而合。

2. 抓主症

"抓主症"体现了中医治病求本的宗旨，是情志疗法可否起效的前提和诀窍，涉及"病""证""症"三个名词，及对它们定义的理解以及三者关系的认识。在"病""证""症"三者之中，"症"是最重要的，即最主要的症状，能体现疾病本质的症状。"主症"是"证"的依据，是只有医生才能确定的症状。疾病的本质，中医简称为"本"。中医辨证论治的灵魂或曰"旨"，就是"治病必求于本"。《素问·阴阳应象大论》在论述"阴阳者，天地之道也……神明之府也"之后，紧接着就强调"治病必求于本"。《素问·六节藏象论》做了明确的回答："夫自古通天者，生之本，本于阴阳。"阴阳的运动、阴阳的平衡是生命的根本。所以，《素问·至真要大论》说："谨察阴阳所在而调之，以平为期。"这里的"阴阳所在"，就是指当阴阳的运动失调、阴阳失于平衡时，导致这种状态的症结所在，也就是"本"之所在。这就是"抓主症"理论的由来。"抓主症"就是辨标本，"求于本"，即"夫标本之道，要而博，小而大。可以言一而知百病之害"。王教授认为，"抓主症"体现了辨证论治的水平，对正确选择治疗方案从而治愈疾病具有决定性意义。情志调畅在临床疾病治疗中的作用，有时并不是药物可以替代的，有时会起到意想不到的效果。人有复杂的心理活动，会产生各种情绪变化，而情绪变化又作用于人的心理活动，使人体生理功能、脏腑气血发生改变。而脏腑气血的改变又会使情志异常，如肝阳亢盛、气血有余的人往往善怒；反之，肝气虚衰、血气不足的人往往胆怯易恐。王教授常说，治病一定要抓"主症"，有针对性地治疗。《素问·至真要大论》说："帝曰：病之中外何如？岐伯曰：从内之外者，调其内；从外之内者，治其外；从内之外而盛于外者，先调其内而后治其外；从外之内而盛于内者，先治其外而后调其内；中外不相及，则治主病。"这段话是说，疾病的症状表现有内外的不同，这时医生就应当判断何处才是疾病的原发病位。不论最终病位的症状如何，都要先治原发病位，因为原发病位是本，继发病位是标。由于这个原因，医生的职责就是要查找体现原发病位的症状，这个症状就是主症。如果患者患病后，疾病的病位始终停留在原处而未对其他部位发生影响，即所谓"中外不相及"那么这个病位体现的症状当然是主症，在这里亦称作"主病"。举例而言，一乳腺癌患者，属肝气不疏，起病至今两胁胀满疼痛，亦未查出其他部位的症状，此即"中外不相及"，那么两胁胀满疼痛就是本病的主症。再例如，某患者乳腺癌伴随骨转移疼痛，乳腺是癌的原发部位是本，骨转移疼痛是标，治疗时就要抓住乳腺癌这个主症。"抓主症"对正确选择治疗方法、治愈疾病具有决定性意义，所以是中医治病的"诀窍"或曰"秘诀"。"抓主症"就是抓住治疗疾病的主要矛盾，但一定不能丢掉次要矛盾。

3. 牢牢抓住"气"和"情"

人体之气为阳，由精化生，是脾、肺、肾等脏器综合作用的结果。如肾为生气之根，脾胃为生气之源，肺为生气之主。气生成后，其升降出入运动是生命活动的根本。对机体具有推动与调控、温煦和凉润、防御、固摄等作用。其运动失常就会出现"气滞""气逆""气陷""气脱""气闭"等相应症状。最初《说文解字》曰："情，人之阴气有欲者也。"指情与人的欲望关系密切。如《汉书·董仲舒传》曰："情者，人之欲也。"隋代杨上善注《内经》时说:"以欲竭其精……务快其心。"即是以欲起情,以情悦欲之意。后发现情与机体内外境遇因素有关,与人的体验感受有关。清代《康熙字典》提出"情,心之动也"的重要论断,直指情的本质特性。此处"心之动"当指由于机体内外刺激而引起情的活动、变化时的内心体验。而体验是情与其他心理活动相区别的根本特征。《内经》提出了七情致病思想:"百病生于气也。怒则气上,喜则气缓,悲则气消,恐则气下,惊则气乱,思则气结。"综上论述,王教授认为,"气"与"情",属阴阳对立关系。二者保持对立统一的协调平衡关系,维持人体正常生命活动,平衡关系失衡就会导致疾病的发生。乳腺疾病多从气和情的因素考虑,七情损伤使脏腑气机逆乱,气滞影响津液输布和血液运行,进而化生痰浊瘀血,引起乳腺疾病。情志致病多致内伤,内伤难免伤精耗气。冲任二脉起于胞宫,其上行为乳,下行为经,若肾精亏虚,冲任失调,气血瘀滞,积聚于乳房,则见乳房肿块。针对不同病因,治疗手段也各不相同。王教授根据乳腺疾病的种类、特征及患者的临床表现,对历代医家情志疗法进行总结,牢牢抓住"气"和"情"。认为气顺情达,脏腑和顺,百病皆消,乳房自健。

4.三五相配,五行相克,五志相胜

五脏、五行、五志,分别指肝、心、脾、肺、肾;木、火、土、金、水;肝在志为怒,心在志为喜,脾在志为思,肺在志为忧,肾在志为恐。五脏代表人体以五脏为中心的五个功能系统,如心系统(心–小肠–脉–舌–面),肺系统(肺–

大肠－皮－鼻－毛），脾系统（脾－胃－肉－口－唇），肝系统（肝－胆－筋－目－爪），肾系统（肾－膀胱－骨髓－耳、二阴－发）。五行相克相生，五志相胜即指医生有意识地运用一种或多种情志刺激，以制约、消除患者的病态情志，从而治疗由情志所引起的某些心身疾病。中医学认为，情志活动和脏腑气血密切相关，情志活动的产生必须以五脏作为物质基础，它是各脏腑功能活动的一种表现。五志相胜理论出自《内经》，是古代中医学中最典型而系统的心理治疗方法，具有鲜明的中医特色。《吕氏春秋》"怒胜思"治愈齐王的病例是中国古代情志相胜疗法现存最早的记录。在宋金元时期，情志相胜疗法获得了很大的发展。其中以丹溪、子和为最。朱丹溪在治疗情志疾病方面有丰富的经验，对辨证论治尤有见地，认为"人身诸病多生于郁"。而张子和是一位杰出的中医心理治疗大师，他注意到许多疾病的发生都与情志有关。其心理治疗医案《儒门事亲》流传至今，而且有治有论，理论上有创见，临床上有实践。情志相胜疗法在明清时代得到了很高的评价，并被广泛应用。甚至在一些文学作品中都有反映，如吴敬梓的《儒林外史》中记述的"范进中举"的故事等。古代中医情志相胜疗法就是用五行相克理论来进行五行相互制约从而达到治疗疾病的目的。喜伤心，恐胜喜。喜为心志，喜甚伤心气，可致喜笑不止或疯癫之症。治之以"祸起仓卒之言"或其他方法使之产生恐惧心理，抑其过喜而病愈。怒伤肝，悲胜怒。怒为肝的情志表达，但过怒则肝阳上亢，肝失疏泄而表现出肢体拘急，握持失常，高声呼叫等症状。治之以"恻怆苦楚之言"，诱使患者产生悲伤的情绪，可有效抑制过怒的病态心理。思伤脾，怒胜思。正常的思虑为生理心理现象。但"过思则气结"，可使人神情怠倦，胸膈满闷，食纳不旺，脾气郁滞，运化失常。治之以"污辱斯罔之言"，激患者盛怒以冲破郁思，使患者重新改变心理状态达到治疗的目的。忧伤肺，喜胜忧。悲忧皆为肺志，太过则使人肺气耗散而见咳喘短气，意志消沉等症状，还可由肺累及脾致神呆痴癫、脘腹痞块疼痛、食少而呕等，治之可设法使患者欢快喜悦而病愈。恐伤肾，思胜恐。过度或突然的惊恐会使人产生肾气不固，气陷于下，惶惶不安，提心吊胆，神气涣散，二便失禁，意志不定等病理变化。可以用各种方法引导患者对有关事物进行思考，以制约患者过度恐惧，或由恐惧引起的躯体障碍。正如《医方考》中所说"情志过极，非药可愈，须以胜情。《内经》一言，百代宗之，是无形之药也，明者触类而旁通，则术在我矣"。在情志之中，唯有"喜则气缓"，即中医认为适度的喜悦与欢乐可以使气脉缓和通畅。发自内心的愉悦会使人体的肌肉放松，气血通畅，进而使疾病化为无形。积极乐观的心态能大大提高人体自身的免疫能力；以积极的态度对待人生有助于消除"愁眉打百结"，并能减少疾病，很多时候甚至比药物治疗更重要。王教授在临床应用中，首先详细询问病史，了解患者的情志、意向，针对不同的情志因素灵活应用"以情胜情"法，辨证施治，每每能获得理想的治疗效果。

5. 情志疾病的药物治疗

王教授认为情志致病，多扰乱气机，损伤五脏。五脏之中，首伤肝脏。药物治疗应该针对情志所导致的人体气机紊乱、阴阳气血失衡、脏腑功能失调、病理产物生成等生理、病理变化情况来进行辨证施治。临床应用中，"疏肝调气"是情志疾病治疗的重要环节，因"肝为人体气机升降出入的枢纽"。另外，"情志由心神控制和调节"，所以药物治疗需要"补心气，养心血，安神定志"，如柴胡疏肝散、逍遥散、归脾汤等。同时也要充分考虑"情志失调伤五脏"，根据情志对脏腑的不同损伤来进行相应的药物加减治疗。内科疑难病专家胡思荣在诊疗时就强调药物治疗与情志调节并重的原则。周杰等也认为除了可采用"五行相克"法外，还可以应用"五行相胜"疗法，如以喜胜怒、恐胜喜等，或自我调和、惊者习之、移情治病等非"五行相胜"的疗法，用以调畅气机，平衡五脏阴阳，与王教授的观点相一致。

6. 语言治病

以语言为主要手段与患者交谈，使之明了与疾病有关的道理，以及自己所能做的努力，主动消除心理障碍的一种心理治疗方法。该法起源于《内经》，在历代医家中都得以发挥运用。唐代孙思邈开创了与患者"共语"的方法，以提高患者的"受人性"。《医医病书》中说："吾谓凡治内伤者，必先祝由。详告以病之所由来，使患者知之而不敢再犯；又必细体变风变雅，曲察劳人思妇之隐情，婉言以开导之，庄言以震惊之，危言以悚惧之，必使之心悦诚服，而后可以奏效如神。"通过医者的动之以情，晓之以理，明之以法的说理开导和同情安慰来改变患者的病态心理环境，使患者充分了解自己的病情、调养治疗的具体措施，解除患者各种顾虑和消极的心理状态，增强战胜疾病的信心，加速康复的进程。现代心理学研究认为，具有思想内容的语言可以作为一种特殊信号，刺激作用于人脑，从而引起思想活动和情绪变化，因此应重视心理治疗方法对情绪的控制和调节作用，如运用宣泄法、转移法、代偿法、理喻法、意控法、清醒法、对抗法等来纠正心理失衡，排除有害情绪，刺激产生肯定、积极的情绪，调动主观能动性对情志疾病进行治疗。王教授对乳痛症伴随更年期综合征的患者治疗，主要靠语言进行祝由、说理、劝告、开导等心理疏导方法进行治疗，效果较好。因这类患者虽表现为失眠、焦虑、抑郁、多疑、心悸、胃肠功能紊乱等病证，但多无器质性疾病，只是与常常处于不良情绪状态之中有关，采取语言进行解释、保证、暗示等，鼓励患者加强自身锻炼，克服心理病态，加深患者对疾病的认识和增强治疗信心，这样不仅能使患者的不良情绪得到改善，而且可以提高患者机体免疫力，促进身体健康的恢复。

7. 古法今用

王教授认为，远古时期的巫医祝由术就是一种原始的心理治疗方法，今天在临床上某些场合仍可效用。《素问·汤液醪醴论》指出："精神不进，志意不治，故病不可愈。"《医宗必读》亦强调："境缘不遇，营求不遂，深情牵挂，良药难医。如《梁祝化蝶》中的梁山伯之死。历代医家以情志疗法治疗疾病的方法较多，实用性较强，如抑情顺理法、暗示诱导疗法、澄心静默疗法、五行生克疗法、解除心因疗法、行为满足疗法、厌恶反射疗法、移情易性疗法、情志相胜疗法、开导劝慰法、消愁愉悦法、习见习闻法、课业疗法、气功导引法、音乐疗法等几十种心理疗法。如范进中举后的欣喜若狂，被岳父的一记耳光彻底治愈，就是典型的情志相胜疗法。这当中有的疗法同现代西方的心理治疗方法不谋而合，有异曲同工之妙。乳腺疾病早在汉代就有记载，以后历代文献对多种乳房疾病的病因、症状、治法都有比较详细的描述。大多方法现今在临床仍然可用。如在临床王教授遇到一哺乳期女性，因家庭矛盾情绪激动、生气后出现奶水偏少，乳头疼痛，不愿哺乳等情况。见到王教授就痛哭流涕说自己无能，没有足够的奶水喂养孩子，愧对孩子。王教授把脉、看舌后，十分肯定地说，不用担心，只要听医生的话，孩子就有奶水吃。患者连连点头。王教授用开导劝慰法说：乳汁是血液的精华，血能生气，气能养血。人的情志郁闷，会导致气滞不运或气运行不畅，血自然就会瘀滞不通，奶水随之不足。王教授话还没有说完，患者起身恭敬地向王教授道谢。转身向站在一旁默不作声的老人说，妈我们回去吧，我知道该如何让宝宝有饭吃了。

8. 顺情从志法

就是顺从患者被压抑的情绪、意志，满足患者心身需要，使其心情舒畅而治愈疾病，它是我国古代医家一直强调的一种心理疗法。在客观条件及伦理道德许可的前提下，顺势利导，尊重、同情、体谅、迁就患者的情绪，创造条件，适当满足患者的愿望，有利于气血流通、阴阳和谐、情绪愉快，有助于身体的恢复。故张景岳等古代医家就有这样的临证经验："以情病者，非情不解，其在女子，必得愿遂而后可释。"因为情绪导致的疾病，不用情志治疗的方法是不能治好的。"若思虑不解而致病者，非得情舒愿遂，多难取效"。若思虑不解而致病的，不使他情志舒畅，愿望实现，很难取得好的疗效。王教授说，临床上应详细询问患者、家属及亲朋好友，了解患者的嗜好和情趣以及与发病的关系。顺从患者的意志、情绪，满足患者的心身需要，使患者怡悦开怀，心情舒畅。根据实际情况，在许可的条件下，尽量满足患者的欲望和需求，如思念亲人，则应促其团聚，欲陪伴者，则应给予照顾。对患者不喜欢的人或者事物，应让他远离。患者喜欢的饮食，投其所好。患者能够情思如意，对疾病痊愈就会有积极的促进作用。顺情从欲是中医心理治疗和养生保健的重要方法。对于人们心理上的欲望，应当有分析地对待。一要看是否合情合理，是否符合人的正常需要；二要看是否现实可行；三要看是否适度适量。若是合理的欲望，客观条件又能允许，应当尽力满足其所求或所恶，如创造条件以改变其所处环境，或对其想法表示同情、理解和支持、保证等。

9.因势利导

《灵枢·师传》记述："人之情，莫不恶死而乐生，告之以其败，语之以其善，导之以其所便，开之以其所苦，虽有无道之人，恶有不听者乎？"也就是说在疾病初始阶段，我们以良言相劝，帮助患者进行病机分析，说明疾病的危害性，告诉他们在什么情况下会恶化，使患者重视病情。"告之以其败"可擒住患者之心，在患者心理上产生震慑作用。如对自视高明、目空一切者，或骄蛮无礼者，"告之以其败"可抑其骄气，建立医生的威信，使之听从医嘱；对觉得无所谓者，"告之以其败"可引起患者对疾病的充分注意，使之认真对待；对那些敏感、心理压力极大的患者，则应指明其消极心理状态对疾病的危害；对通情达理者，适当的"告之以其败"，可使之更能自觉配合医生的工作。"语之以其善"，在疾病的发展阶段，有些患者担惊受怕，顾虑重重，对治疗失去信心，我们要用语言开导，进行心理治疗，才能使其病情好转。"告之以其败"，如果造成患者适度紧张的心态，那么紧接其后的"语之以其善"，则可使患者心态紧中有缓，医生对患者心态一擒一纵，有利于治疗。"导之以其所便"，在疾病的恢复阶段，根据患者的不同实际情况，用不同的语言，做好心理治疗。"开之以其苦"，这是以前三种方法为基础，进一步具体帮助患者解除情绪障碍、行为障碍及与之有关的躯体障碍。排除患者的消极心理，开导患者所苦闷的问题，特别是对一些有生理缺陷，如一侧乳房偏小或绝症患者，如乳腺癌晚期患者，医生要热情关心他们，善言开导他们，帮助他们正确对待疾病，正确对待人生，坚强地走出困境。王教授认为，利用患者不同的心理特点，以其所好为切入点，触及问题后再以有利于疾病痊愈的方式加以引导。在交谈过程中，要适时适地，不能触及患者的隐私，语言的内容要带有目的性，谈话的中心内容是患者所思所想的内容。通过语言交谈，可使患者从百思不解、想入非非中解脱出来，面对现实，明白事理，树立信心，稳定情绪，变消极心理为积极心理。

10. 移情易性

移情易性是运用各种方法转移和分散患者精神意念活动的指向，以缓解或消除由情志因素所引起疾病的一种心理疗法。"移情易性"一语出自《素问·移精变气论》"古之治病，唯其移精变气"。唐代王冰认为："移谓移易，变谓变改，皆使邪不伤正，精神复强而内守也。"明代吴崑撰的《素问吴注》曰："移易精神，变化脏气。"即转移患者精神，改变患者脏气紊乱的状况。由此可见古代医家是以移易，变更其精神意念活动的方式，促使患者精神康复来达到治疗的目的。移情易性疗法强调采取积极的调摄方法去解脱各种恶劣情绪、消极情感的困扰，改变和转移其意念活动的指向，克服个性中不适应社会环境的心理倾向，"移情易性"作为中医心理治疗的主要内容，是在中医"形神合一"思想的指导下，通过"治神以动其形"而产生积极的心理治疗效应。因此，凡能移情易性的各种方法都可根据病情和心理变化而灵活运用。

王教授在临床实践中，对于紧张忧虑的患者，如积乳、乳痈、乳腺癌围手术期患者等，经常鼓励其默念吹、呼、呵、嘘、咽字吐纳行气，确能排遣紧张、焦虑、忧郁、愤恨等不良情绪，使胸闷胁胀等脏腑滞气得以消散，产生精神舒畅松弛等良好的感觉。

11. 暗示诱导疗法

暗示诱导疗法也称"摄心术"，在古时又被称为"摄魂大法"，是一种控制人的心理、行为、意识的技术。在医药缺乏的年代，常用这些方法治疗疾病，通过这些方法增强患者求得平安的心理，激发患者的正气；通过暗示的作用转移患者的注意力，达到治疗的目的。临床上主要适用于由疑心、猜测所导致的心理病证。如《北梦琐言》载：唐时京城医生吴元祯治一妇人，误食一虫，常疑之，由是致疾。频治不减。请吴医之。吴揣之所患，预戒之曰：今以药探吐，以盆盂盛之。当吐时但言有一小蛤蟆吐出且逃跑了。然切不可令患者知之。是诳给也，此疾顿除。另据载，隋炀帝因为贪恋酒色而病，群医束手。后经名医莫君锡诊脉，没开药方，而是送两幅画给隋炀帝看。其中一幅是《京都无处不飞雪》，此画气势不凡，只见朔风乍起，雪落乾坤，漫天皆白，炀帝久而观之，产生心脾凉透，积热全消的效果；另一幅是《梅熟季节满园春》，只见画里的梅子黄里透红，水灵活现十分叫人喜爱，炀帝看后馋涎欲滴，津液如涌，顿时胸中的烦闷和口干舌燥症状都消失了。经过反复观赏两幅画，十天之后这位皇帝的病不药而愈。这是应用了条件反射的暗示原理治病。王教授在治疗恐癌症的患者就常用此法。如一女患者，38岁，一进诊室就说，大夫不得了啦，我得乳腺癌了，我活不成啦，这可咋办，我家女儿8岁，儿子5岁，还有4个老人，说着就呜呜哭了起来。听后，王教授微微一笑，亲切地问了一句，你咋知道你得乳腺癌了？患者说，昨天我同学做乳腺癌手术，我去医院看他了，回来后我乳房就感觉疼痛憋闷，仔细摸摸两乳腺都长了大疙瘩。王教授认真触诊患者乳腺4个象限后说，你说的大疙瘩在哪？我咋就没摸到。王教授说，这不是肿瘤，也不是癌症，是乳房的正常腺体，如果没有她，你喂养两个孩子的奶水从哪里来？再说，你不能去捏乳腺，要五个手指并拢，靠手指滑动指腹部平摸去感觉，说着王教授就从抽屉里拿出几张乳腺正常结构的彩色图片，耐心与患者讲解。患者听后似乎明白了，又似乎还是有些忐忑。要求做乳腺彩超、钼靶检查。王教授同意了，1个小时后，患者拿着彩超报告、钼靶片子哼着小曲回来了，并说，王教授您真是神医、神手，彩超、钼靶大夫都说我不是乳腺癌，您快看看。王教授看完报告说，这次你彻底相信不是乳腺癌吧，回去吧，放松一下，晚上睡个好觉，明天醒来就会艳阳高照，一切安好。

12. 气功导引

由意念引导动作，配合呼吸吐纳进行修炼。气功导引疗法是传统中医学的重要组成部分，是富有东方文化特色的医学保健和疾病治疗手段。如五禽戏、八段锦、易筋经、太极拳等都属于此类。是调身、调息、调心融为一体的心身锻炼方法。它是一种以保养精气神为主，身心并练，内外兼养的整体健身养生方法。它有平衡阴阳、调和气血、疏通经络、培植真气、扶真祛邪、强健筋骨作用。从医疗意义来说，它是充分发挥、调动内在因素来治疗疾病。从保健意义上看，它可以锻炼身体，增强体质，保持朝气，抵御疾病。调息，是调控呼吸的操作活动，也称炼气，又称呼吸、吐纳等。意义在于通过调控呼吸而孕育和引导内气，这是进入气功境界的重要操作环节。王教授把八段锦、易筋经等气功修身的方法，在网上下载、整理，编制成短视频、挂图等形式，根据每个患者的不同病情，选择适合的练气方法，鼓励患者从自身内部去寻找抗病的最好方法。这一方法主要用于乳腺癌康复治疗，效果甚好。

13. 音乐疗法

音乐疗法是使人处于特定的音乐环境，感受音乐的艺术意境，娱神悦性，宣通气血，以此来产生养生治病效应的一种方法。现代科学认为，当人处在优美悦耳的音乐环境之中，可以改善神经系统、循环系统、内分泌系统和消化系统的功能，促使人体分泌一种有利于身体健康的活性物质，可以调节体内血管的血流量和神经传导。另外，音乐声波的频率和声压会引起心理上的反应。良性的音乐能提高大脑皮层的兴奋性，可以改善情绪，激发感情，振奋精神。同时有助于消除心理、社会因素所造成的紧张、焦虑、忧郁、恐怖等不良心理状态，提高应激能力。中医认为，人的各种情志之间具有相互滋生和相互制约的动态关系，针对情绪的过激变化，中医提出了情志相胜理论。《素问·阴阳应象大论》说："怒伤肝，悲胜怒；喜伤心，恐胜喜；思伤脾，怒胜思；忧伤肺，喜胜忧；恐伤肾，思胜恐。"当某种情绪过甚而致发病时，可以用另一种"相胜"的情志来"转移""制约"或"平衡"它，从而使过度的情绪得以调和。王教授认为，音乐疗法的特点在于情绪的转移、制约和平衡，类似于"以情胜情"法，主要用于乳痛症、乳腺增生、乳腺癌的康复治疗，效果较好。王教授在继承前人情志致病的理论方面，结合几十年诊疗乳腺疾病的经验，总结了上述情志疗法在乳腺病治疗中的应用，根据不同的病种，采取不同的情志调整，不用药物，纯绿色治疗，效果显著。王教授认为，乳腺疾病多半有赖于情志因素，治病先溯源，源明病自愈。找到引起疾病的根源，百病皆消，妙手回春。

王教授坐诊就好像在与患者说家常话，经常与患者说的一句话：人生苦短，要善待自己，不要在意别人怎么看你，怎么说你，关键是自己要看重自己，保持心情舒畅，不生病，身体健康，才是最重要的。人活一口气，气不顺，招百病。他的一番贴心话语，常引来患者的无奈回应：这些道理我也知道，但我身不由己，生活的五味杂陈使我根本没法做到。王教授哈哈一笑：放心，你乳腺上的疾病没那么可怕，就是你的心理负担过于沉重，回家练下我发给你的"八段锦"，再找一些能使心情愉悦的音乐或歌曲，学着自己能唱出声音来更好，如希望的田野上、牧羊曲等。7天后再来看我，就不会有这样的顾虑了。

情绪改变可致病，也可用来治病。通过五脏之间相互生克关系，调节情志之过与不及。王教授认为，治疗疾病必须首先消除患者致病的情志因素，调动患者的积极性，增强抗病能力，改善身心状况，达到治疗目的。《素问·汤液醪醴论》曰："精神不进，志意不治，故病不可愈。今精坏神去……荣泣卫除，故神去之而病不愈也。"如果不解决"嗜欲无穷，而忧患不止"的情志因素，不改变患者的情志状态，疾病是难以治愈的。故王教授在临证中格外重视调摄情志，面对患者总是和颜悦色，语气亲切，主动询及所苦，准确把握心理，循循善诱，宣传其疾病基本知识，使患者对疾病有所认识。

浅谈数语间，缓解其精神压力，改善不良情绪，解除其顾虑，以达到郁解气行痰消以治其病的目的；且王教授不拘泥中西门派，对于未排除癌变的患者，采取多种诊断方法详细检查并进行多次短期随访，同时对患者做适当的治疗和耐心的解释工作，既解除患者痛苦和思想负担，又不致漏诊；当偶有患者经内外治疗仍肿块难消，患者心理负担较重，焦虑不安恐有癌变风险时，并不反对手术切除，以解除患者身心隐患。

二、特色外治疗法

中医外治法是中医治法中的一大法宝，不但方法繁多，各具特色，而且适应证广，简、验、廉、效，很受群众欢迎。

广义的外治法泛指除口服及单纯注射给药以外施于体表皮肤（黏膜）或从体外进行治疗的方法，比如音乐疗法、体育疗法等。狭义外治法则指用药物、手法或器械施于皮肤（黏膜）或从体外进行治疗的方法。现在一般意义上理解的外治法为狭义的外治法。中医和西医都有外治法，所以中医外治的一般概念应为在中医学基本理论指导下的狭义的外治活动或者是可为中医治疗过程所用的狭义外治活动。早在《素问·至真要大论》便有"内者内治，外者外治"的说法，其后历代医家著作中多有涉及，但其研究范围及概念一直不十分明确。至清代中叶，《急救广生集》《理瀹骈文》相继刊行，至此外治理论趋向成熟。比如《理瀹骈文》说："外治之理，即内治之理，外治之药，即内治之药，所异者法耳。"指出了外治法与内治法治疗机制相同，但给药途径不同。

（一）乳腺疾病常见中医外治技术

1. 耳穴贴压

耳穴贴压法是采用王不留行、莱菔子等贴压于耳郭穴位或反应点，通过其疏通经络作用，以调整脏腑气血功能，促进机体阴阳平衡，达到防治疾病，改善症状的一种操作方法。

（1）适用范围

适用于减轻各种疾病及术后所致的疼痛、失眠、焦虑、眩晕、便秘、腹泻等症状。

（2）评估

①主要症状、既往史，是否妊娠。

②对疼痛的耐受程度。

③有无对胶布、药物等过敏情况。

④耳部皮肤情况。

（3）操作要点

①探查耳穴敏感点，确定贴压部位。

② 75% 酒精自上而下，由内到外，从前到后消毒耳部皮肤。

③用镊子夹住粒针贴敷于选好的耳穴上，并给予适当按压（揉），使患者有热、麻、胀、痛感觉，即"得气"。

④观察患者局部皮肤，询问有无不适感。

（4）常用按压手法

①对压法：将食指和拇指的指腹置于患者耳郭正面和背面，相对按压，至出现热、麻、胀、痛等感，食指和拇指可

边压边左右移动，或做圆形移动，一旦找到敏感点，则持续对压 20 ～ 30 秒。对内脏痉挛性疼痛、躯体疼痛有较好的镇痛作用。

②直压法：用指尖垂直按压耳穴，至患者产生胀痛感，持续按压 20 ～ 30 秒，间隔少许，重复按压，每用指尖一压一松地按压耳穴，每次间隔 0.5 秒，本法以患者感到胀而略有沉重刺痛为宜，用力不宜过重，一般每次每穴可按压 27 下，具体可视病情而定。

（5）注意事项

①耳郭局部有炎症、冻疮或表面皮肤有溃破、有习惯性流产史者不宜施行。

②耳穴贴压每次选择一侧耳穴，双侧耳穴轮流使用，夏季易出汗，留置时间 1 ～ 3 天，冬季留置 3 天。

③观察患者耳部皮肤情况，留置期间应防止胶布脱落或污染，对普通胶布过敏者改用脱敏胶布。

④患者侧卧位耳部感觉不适时，可适当调整。

2. 穴位贴敷

穴位贴敷是将药物制成一定剂型，贴敷到人体穴位，通过刺激穴位，激发经气，达到以肤固表，以表托毒，以经通脏，以穴驱邪和扶正强身的目的。

（1）适用范围

①各种原因引起的胃脘部不适、消化不良、恶心呕吐等的对症治疗。

②化疗患者由于化疗药物引起的消化道反应。

③缓解全麻术后患者的胃肠道反应。

④睡眠贴用以缓解焦虑、失眠症状。

（2）评估

①病室环境舒适，温度适宜。

②主要症状、既往史、药物及敷料过敏史，是否妊娠。

③贴敷部位的皮肤情况。

（3）操作要点

①根据贴敷部位，协助患者取适宜的体位，充分暴露患处，必要时屏风遮挡患者。

②根据敷药面积，取大小合适的敷料壳，用压舌板将所需药物均匀地涂抹于敷料壳内，厚薄适中。

③观察患者局部皮肤，询问有无不适感。

④操作完毕后擦净局部皮肤，协助患者穿衣，安排舒适体位。

（4）注意事项

①孕妇的脐部、腹部、腰骶部及某些敏感穴位，如合谷、三阴交等处都不宜贴敷，以免局部刺激引起流产。

②贴敷部位应交替使用，不宜单个部位连续贴敷。

③对于残留于皮肤上的药物，不宜采用肥皂或刺激性物品擦洗。

④贴敷治疗后，如出现红疹、瘙痒、水疱等过敏现象，应暂停使用，报告医师，配合处理。

⑤治疗期间忌食辛辣刺激生冷食物。

3.隔物灸

隔物灸也称间接灸、间隔灸，是利用药物将艾条和穴位间隔开，借间隔药物的药力和艾条的特性发挥协同作用，以达到温经通络、调和气血、健脾和胃、祛湿散寒、回阳救逆作用，从而达到防病保健、治病强身的目的。

（1）适用范围

①各种原因引起的胃脘部不适、消化不良、恶心呕吐等对症治疗。

②由于化疗药物引起的消化道反应。

③用于化疗后提高机体免疫力。

（2）评估

①病室环境及温度。

②主要症状、既往史及是否妊娠。

③有无出血史或出血倾向、哮喘病史或艾绒过敏史。

④对热、气味的耐受程度。

⑤施灸部位皮肤情况。

（3）操作要点

①确定并充分暴露施灸部位，注意保护隐私及保暖。

②在施灸部位放置间隔物，将艾条分段点燃，置于灸盒内，受热均匀后，将灸盒平放于施灸部位，进行施灸。

③施灸过程中询问患者有无不适。

④观察皮肤情况，如有艾灰，用纱布清洁局部皮肤，协助患者穿衣，取舒适卧位。

⑤开窗通风，注意保暖，避免对流风。

（4）注意事项

①凡实证、热证、阴虚发热、有出血倾向患者以及大血管处、孕妇腹部和腰骶部不宜施灸。

②一般情况下，施灸顺序是自上而下，先头身，后四肢。

③防止艾灰脱落、烧伤皮肤或衣物。

④注意皮肤情况，对糖尿病、肢体感觉障碍的患者，需谨慎控制施灸强度，防止烧伤。

⑤施灸后，局部出现小水疱无需处理，自行吸收，如水疱较大，用无菌注射器抽出疱液，并以无菌纱布覆盖。

4. 乳房积乳疏通术

乳房积乳疏通技术是在产妇乳房及乳房周边腧穴上，运用点、按、揉等不同专业手法，保证乳腺导管通畅，促进乳汁分泌，顺利进行母乳喂养的一种操作方法。

（1）适用范围

①哺乳期妇女，乳房出现结块和"小白点"，肿胀疼痛，发热恶寒，体温39℃以下，乳汁排泄不畅。

②局部肿块经诊断未成脓者。

③产后第一次人工排乳，即"开奶"。

④乳头内陷，有碍哺乳者，可行此法将乳汁挤入储奶器再喂养婴儿。

（2）评估

①病室环境舒适，温度适宜。

②主要症状、身体状况及既往史、泌乳情况、乳房局部皮肤情况，有无乳头皲裂等。

（3）操作要点

①评估患者，做好解释工作，注意保暖。

②根据操作部位，协助患者取适当的体位，充分暴露患处，屏风遮挡患者。

③以温水擦洗乳房，观察皮肤及乳头情况。

④点、按、揉膻中、神封、步廊、灵墟、乳中、乳根、膺窗、屋翳、缺盆、天溪各腧穴 3 次。

⑤刺激乳头，用拇指和食指按压乳晕外侧，挤出少许乳汁润滑乳房。

⑥沿乳腺管走向进行轻柔的推抚按摩，用拇指和食指夹持乳晕及乳头部，向胸壁方向按压，不断轻拉揪提，宿乳即呈喷射状排出。

⑦有肿块的地方从边缘反复揉压数次，直至肿块柔软为止，用拇指和食指按压乳晕外侧挤出多余乳汁，单侧乳房疏通时间 15 ～ 20 分钟。

⑧观察患者局部皮肤，询问有无不适感。

⑨操作完毕后擦净局部皮肤，协助患者着衣，安排舒适体位。

（4）注意事项

①环境温度适宜，关闭门窗，注意保暖，保护隐私。

②手法轻柔，禁用暴力，防止损伤乳腺组织。

③不要在饭前、空腹或饭后立即操作。

（5）禁忌证

①乳痈成脓期或溃后期禁用；

②急性乳腺炎合并血压低于 90/60mmHg 或心率大于 130

次/分禁用。

③体温 39℃以上，精神状况差者禁用。

5. 手指点穴

手指点穴是刺激人体特定穴位，激发经络之气，达到通经活络，调整人的机能，扶正祛邪的技术。

（1）适用范围

①用于预防乳腺癌术后化疗引起的胃肠道反应。

②预防乳腺癌术后患肢水肿。

（2）评估

①主要症状、既往史。

②对疼痛的耐受程度。

③有无对按摩油等过敏情况。

④患肢皮肤有无血栓、破溃、红肿等情况。

（3）操作要点

①热身运动，掌根推臂（从下到上，从上到下推）。

②循手太阴肺经、手厥阴心包经、手少阴心经往上点揉至肘关节，每条经络各 3 遍，点按揉各穴 5 ~ 10 次。

③掌根推前臂 3 遍。

④操作完毕，整理放松。

（4）注意事项

①急性感染及发热性急病，在饥饿和高强度运动后，体质过度虚弱者，患肢有血栓者禁用；

②操作前应修剪指甲，以防损伤患者皮肤；

③操作时用力要适度；

④操作过程中注意保暖，保护患者隐私；

⑤根据辨证施护原则，重点部位按摩的时间可延长。

6. 穴位注射

穴位注射又称水针，是将小剂量药物注入穴内，通过药物和穴位的双重作用，达到治疗疾病的一种操作方法。

（1）适用范围

适用于多种慢性疾病引起的眩晕、呃逆、腹胀、尿潴留、疼痛等症状。

（2）评估

①主要症状、既往史、药物过敏史、是否妊娠。

②注射部位局部皮肤情况。

③对疼痛的耐受程度及合作程度。

（3）操作要点

①评估患者，做好解释，嘱患者排空二便。

②协助患者取舒适体位，暴露局部皮肤，注意保暖。

③遵医嘱取穴，询问患者感受，确定穴位的准确位置。

④一手绷紧皮肤，另一手持注射器，对准穴位快速刺入皮下，然后用针刺手法将针身推至一定深度，上下提插至患者有酸胀等"得气"感应后回抽无回血，即可将药物缓慢推入。

⑤观察患者用药后症状改善情况。

（4）注意事项

①局部皮肤有感染、瘢痕、有出血倾向及高度水肿者不宜进行注射。

②孕妇下腹部及腰骶部不宜进行注射。

③严格执行三查七对及无菌操作规程。

④遵医嘱配置药物剂量，注意配伍禁忌。

⑤注意针刺角度，观察有无回血，避开血管丰富部位，避免药液注入血管内，患者有触电感时针体往外退出少许后再进行注射。

⑥注射药物时，如患者出现不适症状，应立即停止注射，并观察病情变化。

7. 中医定向透药

该方法是将中药在短时间内电离转化成有超强渗透性的药离子，通过人体穴位、皮肤组织或黏膜直接导入人体到达患部，达到活血化瘀、软坚散结、抗炎、消肿、止痛的目的。

（1）适用范围

用于乳腺癌术后引起的上肢淋巴水肿、乳痛症、乳腺癌骨转移引起疼痛等疾病。具有消肿止痛，活血化瘀，改善循环等作用。

（2）评估

①主要症状、既往史及过敏史、是否妊娠。

②感知觉及局部皮肤情况。

（3）操作要点

①协助患者取舒适体位，暴露治疗部位。

②打开电源开关，将2块棉衬套（垫片）浸于38～42℃的中药液中再取出，拧至不滴水为宜，将电极板放入衬套内，平置于治疗部位，2个电极板相距2～4cm，外用隔水领扣固定，必要时使用沙袋，启动输出，调节电流强度，至患者耐

受为宜。

③治疗中询问患者感受，调节电流强度，如患者主诉疼痛，立即停止治疗。

④治疗结束，取下电极板，擦干局部皮肤，观察皮肤情况。

（4）注意事项

①治疗部位有金属异物者、戴有心脏起搏器者慎用此治疗方法。

②同一输出线的两个电极不可分别放置于两侧肢体。

③注意操作顺序，防止电击患者。

④治疗时注意遮挡保护隐私，注意保暖。

⑤治疗部位皮肤出现红疹、疼痛、水等，应立即停止治疗并通知医生，配合处置。

⑥治疗过程中要注意观察患者的反应和机器运行情况。

8. 中药外敷

中药外敷是将由特制中药配方粉碎，通过一定介质调制成糊状，均匀地敷于患处或穴位上，以达到疏经通络，消肿止痛，软坚散结的作用。

（1）适用范围

用于治疗急性乳腺炎、浆细胞性乳腺炎、肉芽肿性乳腺炎、乳腺癌术后上肢水肿等疾病，也可用于各种原因引起的红、肿、热、痛等症状。

（2）评估

①病室环境舒适，温度适宜。

②主要症状、既往史、药物过敏史、是否妊娠。

③对疼痛的耐受程度。

④敷药部位的皮肤情况。

（3）操作要点

①备齐用物，携至床旁，根据敷药部位取合理体位，暴露敷药部位，必要时屏风遮挡。

②患处铺治疗巾，用生理盐水棉球清洁皮肤，并观察局部皮肤情况。

③将中药制剂均匀涂抹于患处或涂抹于纱布上敷于患处，范围超出患处 1 ～ 2cm，厚度 2 ～ 3cm 为宜，对初起有脓头或成脓阶段的肿疡，脓头部位不宜涂药。哺乳期乳腺炎涂药时，在敷料上剪一缺口，使乳头露出，利于乳汁的排空。

④敷药过程中及时询问患者有无不适。

（4）注意事项

①过敏体质者及妊娠患者慎用。

②敷药前需清洁局部皮肤。

③敷药不宜过厚以防毛孔闭塞。

④敷药后观察局部及全身的情况，如出现丘疹、瘙痒、水疱或局部肿胀等过敏现象，应将药物擦洗干净，并报告医生配合处理。

⑤患处若有敷料，不可强行撕脱，可用生理盐水棉球沾湿敷料后再揭，并擦去药迹。

9. 中药热奄包

中药热奄包是将临方粉碎中药装入袋中加热，置于人体局部或一定穴位上，利用温热之力使药性通过体表透入经络、血脉，从而达到温经通络、行气活血、散寒止痛、祛瘀消肿等作用的一种操作方法。

（1）适用范围

适用于各种乳腺疾病术后，以调摄冲任，引血下行；也可用于痛经、盆腔炎、小腹胀痛、脾胃虚寒所致的胃脘疼痛、腹冷泄泻、呕吐等症状。

（2）评估

①主要症状、既往史、药物过敏史、月经期及是否妊娠。

②对热和疼痛的耐受程度。

③放置部位的皮肤情况。

（3）操作要点

①取适宜体位，暴露操作部位，必要时屏风遮挡患者。

②根据医嘱，将药袋加热至 50～60℃备用。

③先将药袋放置在一次性治疗巾中，将包裹药袋的治疗巾放到患处或相应穴位处，以患者能耐受为宜，药袋温度过低时，及时更换药袋或加温。

④操作过程中注意观察局部皮肤的颜色情况，及时询问患者对温度的感受。

（4）注意事项

①孕妇腹部及腰骶部、大血管处、皮肤破损处及炎症处、局部感觉障碍处忌用。

②操作过程中应保持药袋温度，温度过低则需及时更换或加热。

③温度适宜，一般保持在 50～60℃，不宜超过 70℃，

年老、感觉障碍者，药袋温度不宜超过 50℃，操作中注意保暖。

④操作过程中应随时听取患者对温度的感受，观察皮肤颜色变化，一旦出现水疱或烫伤应立即停止，并给予适当处理。

10. 中药塌渍

中药塌渍是将临方粉碎，中药与介质按一定比例调制成糊状，均匀地平摊在纱布上，制作成饼状，敷于患处，加热，通过药力和热力双重作用以达到活血化瘀，软坚散结，消肿止痛的作用。

（1）适用范围

适用于乳腺增生、乳腺多发结节、乳房炎症、乳痛症等。

（2）评估

①病室环境舒适，温度适宜。

②主要症状、既往史、药物过敏史。

③塌渍部位的皮肤情况。

（3）操作要点

①取舒适体位，暴露塌渍部位，必要时屏风遮挡患者。

②将配制好的药物均匀平摊在纱布上，敷于患处，加热。

③告知患者，治疗过程中如感觉过热应及时告知护士，避免烫伤。

④观察患者局部皮肤，询问有无不适感。

⑤塌渍完毕后擦拭局部皮肤，协助患者着衣，安排舒适体位。

（4）注意事项

①皮肤破损、溃烂部位禁用。

②加热温度不可过高，以患者能够耐受为宜，防止烫伤。

③清洁皮肤宜轻柔，防止擦破皮肤破损。

④治疗结束后30分钟内避风保暖，以免着凉，多饮温开水。

11. 中药熏蒸

中药熏蒸是根据中医辨证论治的原则，选配熏蒸方剂，将中药煎液趁热在皮肤或患处进行熏蒸、熏洗，借用中药热力及药理作用熏蒸患处达到疏通腠理、祛风除湿、温经通络、去腐生肌的一种操作方法。

（1）适用范围

适用于各种乳腺疾病引起的疼痛、炎症、水肿等症状。

（2）评估

①病室环境舒适，温度适宜。

②主要症状、既往史及过敏史、是否妊娠或经期。

③体质及局部皮肤情况。

④进餐时间。

（3）操作要点

①协助患者取合理、舒适体位，暴露熏蒸部位，注意保暖。

②关闭排液阀，确保不漏液，容器内放入滤网，将容器盖关闭，旋紧两旋钮，将煎好的药液倒入容器内，加水至1200～1800mL，设置温度90℃，功率三挡，治疗时间30分

钟，打开电源开关，按预热键设备。

③当实际温度到达95℃左右，对准熏蒸部位，使药液蒸汽熏蒸患处，距离15cm（根据皮肤耐受适当调节）。

④熏洗过程中询问患者感受，观察患者熏蒸部位皮肤有无红肿、疼痛等不适症状。

⑤熏蒸完毕用干毛巾轻轻擦干皮肤，协助患者穿衣，取舒适体位，注意保暖，避免直接吹风。

（4）注意事项

①心脏病、严重高血压、妇女妊娠和月经期间慎用。

②药液和水的比例适当，容器不可太满，防止药液溅出烫伤皮肤。

③熏蒸过程中密切观察患者有无胸闷、心慌等症状，注意避风，冬季注意保暖，洗毕应及时擦干药液和汗液。

④包扎部位熏蒸时，熏蒸后及时换药。

⑤施行熏蒸时，注意保护患者隐私，熏蒸后及时擦干汗液和药液，暴露部位尽量加盖衣被。

12. 中药硬膏热贴敷

中药硬膏热贴敷是使用特制中药配方经过特殊工艺制作成中药膏剂，加热变软，贴敷于患处，通过药物和热力透入皮肤，达到疏通经络、活血化瘀、消肿散结、理气止痛的目的。

（1）适用范围

适用于乳腺增生、乳腺多发结节、乳痛症等，也可以用于缓解其他部位结节和疼痛，如甲状腺结节、颈肩部疼痛等。

（2）评估

①病室环境舒适，温度适宜。

②主要症状、既往史、药物及敷料过敏史、是否妊娠。

③敷药部位的皮肤情况。

（3）操作要点

①根据贴敷部位，取适宜的体位，充分暴露患处，必要时屏风遮挡患者。

②以75%酒精擦拭皮肤，脱脂，观察局部皮肤情况。

③将膏药加热后平贴于患处。

④观察患者局部皮肤，询问有无不适感。

⑤操作完毕后协助患者着衣，安排舒适体位。

（4）注意事项

①皮肤破损、溃烂部位及孕妇禁用。

②对药物过敏者慎用。

③贴敷时间4～6小时，忌延长贴敷时间，贴敷部位轮换交替，防止皮肤过敏。

④附着于皮肤上的药物可使用液体石蜡、婴儿油、按摩油、卸妆油等擦拭清洗。

⑤贴敷部位擦拭时动作应轻柔，不可用力摩擦，防止皮肤破损。

（二）常见乳腺病的外治

1. 急性乳腺炎（乳痈）

（1）外敷疗法

①消肿膏外敷，每日两次，每次 4～6 个小时。

②鲜蒲公英适量，捣烂外敷，有利于早期炎症的消退。

③三黄膏及芙蓉膏外敷，使炎症消退。黄柏、大黄、黄芩各等分，用香油或茶叶水调；或用芙蓉膏，即芙蓉叶、大黄、黄连、黄柏、泽兰叶各 24g，冰片 6g。共研细末，用黄酒调敷或凡士林调为软膏外敷。

④鲜夏枯草 60～90g，捣烂外敷。

（2）冷敷疗法

①初期 1～2 天内可以行冷敷，即用冷湿毛巾外敷，每日 4～5 次，每次 10～20 分钟。

②五子散，醋调冷敷，每日 1 次，症状严重者可每日 2 次。

（3）热敷疗法

① 3 天后可以用热敷。大葱（连须）150g，水煎汤热敷，或葱白捣烂加鸡蛋清适量烘热外敷，每日 2～3 次。

②五子散，醋调热敷，每日 1 次，症状严重者可每日 2 次。

（4）穿刺抽洗法

适用于成脓期，即用 5～20mL 不等针管和 9 号或 12 号针头，消毒后进行穿刺，其部位取脓肿最软处为穿刺点，抽出脓液，用生理盐水或无菌用水进行反复抽洗，至无脓液为止，注入适量抗生素，隔日抽洗1次，一般3～4次即可痊愈。

（5）体针疗法

取穴：肩井、列缺、委中。配穴：膈俞、血海。

加减：局部红肿热痛明显加足三里。

手法：均用针刺泻法，留针15～30分钟，每隔5分钟加捻1次。

（6）按摩疗法

适用于乳腺分泌不畅，积乳明显者，可行乳房按摩。

方法：先在患侧乳房涂少许润滑油（液体石蜡或凡士林），以拇指从乳房基部向乳头方向进行按摩，每次可行50～100遍，按摩后可用手轻轻挤压乳头数次，以扩张乳头部的输乳管。按摩前如先进行热敷，效果更好。

2. 乳房增生（乳癖）

（1）外敷疗法

可外用乳癖散结膏，两周1疗程。

（2）中药塌渍

用五子散，醋调后塌渍，每日1次，两周1个疗程。

（3）热疗法

用红外线烤灯局部理疗，每日1次。

（4）耳针疗法

取穴：内分泌、脑点、乳腺。

方法：强刺留针30分钟。隔日1次。

（5）针刺疗法

取厥阴经、阳明经腧穴为主。穴取膺窗、乳根、内关、膻中。

方义：膺窗、乳根属阳明经穴，为近部取穴，针尖直达病所，能直接疏通病灶部的气血，起到通络行滞，化瘀消肿的功能。气会膻中，配八脉交会穴内关，宽中理气，与膺窗、乳根相配，可以起到相得益彰的疗效。

3. 浆细胞性乳腺炎、肉芽肿性乳腺炎（粉刺性乳痈）

（1）外敷疗法

可根据辨证分型使用相应的膏药。阳证用消肿膏外敷；半阴半阳证用阳和解凝膏；阴证用阳和膏。已溃破或形成乳漏的，先用提脓祛腐药，如八二丹药线，外敷红油膏，脓尽后改用生肌膏、白玉膏，根据需要行厚棉垫加压。

（2）中药塌渍

用五子散，醋调后塌渍，每日 1 次，两周 1 个疗程。

（3）热疗法

用红外线烤灯局部理疗，每日 1 次。

（4）火针疗法

粉刺性乳痈的脓肿期，尤其是多发的浅表的微小脓肿、血肿以及乳晕下的脓肿；粉刺性乳痈的溃破期，尤其是多发溃疡口，溃口久不收敛者。选择合适粗细的针具，定好进针位置，直入直出快速点刺，然后排脓提脓，后续换药，可配合使用药捻等。

4. 乳腺浸润性导管癌（乳岩）

（1）外敷疗法

①初期用阿魏消癖膏或太乙膏掺阿魏粉或黑退消贴；湿疹样癌宜擦白玉膏和三石散。

②未溃用以下方法：

a. 五灵脂、雄黄、马钱子、阿胶各等分，共为细末，香油调，外敷肿块处。

b. 壁虎2条。浸麻油内，2个月后用纱布块蘸油涂患处。又方，用壁虎1条，纳入鸡蛋内，用纸封固，放在瓦上，用碳火烧存性，研末。加冰片少许，研成末，放膏药上贴之。

c. 蟾蜍皮10g，川椒120g，醋0.5kg，熬成膏，贴患处，中间留一小孔。

③将溃时用红灵丹油膏外敷。

④已溃的治法

a. 海浮散或九黄丹掺红油膏或生肌玉红膏外敷；若出血为主，以棉花蘸桃花散紧塞疮口并加压包扎。

b. 取蟹壳数只。烧碳存性，研细末，麻油调敷患处。

（2）放射疗法

乳岩对单纯放射治疗效果不佳，只作为术前或术后的辅助治疗。

（3）饮食疗法

加强营养，忌食辛辣等刺激性食物。

注：乳岩应尽早手术治疗，不可单纯靠外治法。

第三节 乳房疾病调护要点

一、乳腺增生

（一）证候调护

1.乳房肿块

（1）控制雌激素的摄入

禁止滥用避孕药物及含有雌激素的美容护肤品、保健品，慎用激素替代疗法缓解更年期的症状，以免使乳腺出现过度增生、发炎，甚至诱发乳腺癌。

（2）保持心情舒畅

王教授认为，情绪不稳定会抑制卵巢的排卵功能，出现黄体酮减少，雌激素分泌增多，导致乳腺增生。

（3）保持健康的生活习惯

生活规律，劳逸结合，避免熬夜；多运动，消耗过多的脂肪，防止肥胖；保护肝脏，促进肝脏对多余雌激素的灭活。

（4）平衡膳食

提倡低脂高纤维饮食原则，补充维生素、矿物质。人体如果缺乏 B 族维生素、维生素 C 或钙、镁等矿物质，前列腺素 E 的合成就会受到影响，乳腺就会在其激素的过度刺激下出现增生或增生加重。

2. 疼痛

（1）采用数字评分法（NRS）进行疼痛评估，0～10分，分值越高，疼痛越严重。

（2）指导患者使用转移注意力的方法。如参加感兴趣的活动，和患者一起听音乐，让其身心得到一定程度的放松；让患者进行有规律的深呼吸，在进行深呼吸之后，还可以进行一些渐进性的松弛运动，引导患者想象自身处于一种场景，通过想象事物的正向结果，起到减轻疼痛的作用。

（3）教会患者使用放松术

①心理放松疗法：通过与患者交谈，让患者阅读各类书籍、报纸或让患者观看其感兴趣的电视节目等措施以分散患者的注意力。

②身体放松疗法：患者静卧于床上，双手放于身体两侧，双下肢自然伸直或屈曲，用口鼻缓缓吸气使胸廓隆起，停顿数秒，逐渐缓慢吐气，反复几次。

③音乐放松疗法：选择适合患者的音乐类型，如古典音乐、轻音乐等。

以上方法可交替进行，根据患者的需求，每天安排1～2次，每次30分钟。

（4）给予中药硬膏热贴敷治疗

王教授认为，中医对于疼痛的治疗有着一套成熟理念，认为"通则不痛"。中药硬膏热贴敷治疗，即将制备好的药膏稍加热，贴于疼痛部位，通过药物及温热作用达到活血化瘀，散结止痛的目的。

（5）中药塌渍治疗

将五子散用白醋调制后敷于患处，加热20分钟，每日1次，两周1个疗程。具有行气活血，舒经通络，软坚散结的作用。

（6）耳穴贴压

王教授认为，耳与脏腑经络的关系密切，取交感、神门、肝、内分泌、乳腺等穴治疗乳房疼痛效果显著。肝耳穴为要穴，能够疏肝理气；内分泌穴可调节人体内分泌，缓解经前乳房胀痛；神门可起到镇痛、镇静的效果。

（二）健康教育

1. 生活起居

（1）佩戴合适的胸罩，忌胸罩过紧或过松，佩戴胸罩时应避免过小、过紧，并养成睡觉时不佩戴胸罩的习惯，以减少乳腺增生的发生。过紧的胸罩或有挤压乳房隆胸作用的胸罩，会影响乳房血液循环，使胸廓内静脉、胸廓外静脉、肋间静脉受阻回流不畅，淋巴液通过胸外上淋巴管的回流受阻，造成组织液、淋巴液瘀滞，形成乳腺囊肿，增加乳腺增生风险。

（2）减少雌激素的摄入。王教授认为很多化妆品、避孕药、保健品、丰胸产品等均含激素，使年轻女性过多地受雌激素刺激，导致内分泌紊乱诱发乳腺疾病。

（3）保持规律的睡眠。

（4）保持和谐的夫妻生活。在乳腺的保健中保持和谐的夫妻生活是非常重要的，因为性兴奋刺激不仅能够促进体内的血液循环，还能有效防止乳房因气血运行不畅而出现增生问题。另外，保持和谐的夫妻生活还能够有效地调整女性体内的内分泌，刺激孕激素的分泌，从而有效地修复和保护乳腺。

（5）宜食清淡、易消化、营养丰富的食物，少食辛辣肥甘类食物，减少含雌激素食物的摄入，如豆浆、蜂王浆、鸡肉等，应多吃高纤维、低热量的蔬菜、水果、小麦、玉米、牛奶制品等，水果中富含维生素 C、D、E 等保护因子，对乳腺增生有一定的预防作用，同时也可减少乳腺癌发生的几率。

（6）要适时婚育、适时哺乳，做好避孕，减少人为造成的妊娠终止。大量流行病学调查发现，未育妇女患乳腺疾病的危险性要比生育过的妇女高，而妇女第一胎正常妊娠年龄越小，患乳腺癌的几率也越小。哺乳使乳腺组织发育完善，同时推迟了排卵及月经的重建，哺乳期内雌激素水平相对较低，因此，适时婚育、哺乳，对乳腺保护是有利的。

（7）教会患者乳房自检方法。

①视诊：月经结束 7～14 天进行乳房视诊，选择光线明亮的房间，脱去上衣，双臂上举或下垂，观察两侧乳房是否对称，轮廓有无改变，有无隆起、凹陷等。

②触诊：以乳头为中心，用食指、中指、无名指指腹轻柔地触摸乳房，由内向外，由上向下每个象限顺着一个方向旋转式检查，包括乳房根部和腋窝，及时发现乳房有无肿块、硬结、触痛，乳头有无溢液等。

2. 饮食指导

（1）肝郁痰凝证患者

宜食疏肝解郁，化痰散结的食物，如萝卜、百合、平菇、橘子等。食疗方：怀山药粥。怀山药粥是一道传统的药膳。《神农本草经》记有山药"补中益气力，长肌肉，久服耳目聪明"。《本草纲目》载山药"益胃气，健脾胃，止泻痢，化痰涎，润皮毛"。怀山药粥做法：怀山药100g，粳米100g。把怀山药、粳米一起放入锅中，加水煮成稀粥。

（2）冲任失调证患者

宜食调摄冲任的食品，如莴苣、豌豆、猪蹄、海带等。食疗方：归杞梅花茶。当归补血活血，枸杞滋补肾阴，梅花理气疏肝，三者合用，调理冲任。

（3）痰瘀互结证患者

宜食化痰散结，活血化瘀的食品，如丝瓜、海带、陈皮、白菜等。食疗方：海带汤。海带性味咸、寒，既可软坚散结，又能行水化湿。《玉楸药解》中说海带"清热软坚，化痰利水"。西医学研究表明，海带不仅有美容、美发、瘦身等保健作用，还能辅助治疗乳腺增生，故宜多吃海带。

（4）饮食禁忌

乳腺增生患者忌食生冷、肥甘，损伤脾胃之品，避免气机阻滞，痰气互结，阻塞经络而发病。

3. 情志调理

王教授认为情志抑郁不畅，或急躁恼怒，郁久伤肝，导致肝气郁结，气结于乳房，经脉阻塞不通，不通则痛；气郁日久，血流不畅，周流失度，瘀血形成，痰浊内生则气滞痰凝、血瘀结聚乳房成块，发为本病。因此，预防乳癖发病应以调畅情志为主。

（1）主动抒发心中的不良情绪，保持心态稳定。遇到过度精神紧张或精神压力时学会自我调节和释压，以积极乐观的态度面对生活，要想得开、看得开、放得开。正如《黄帝内经》所讲："精神内守，病安从来？"

（2）多与朋友、家人交谈，主动发泄不良情绪，保持经期前情绪稳定，避免不良精神刺激。

（3）指导患者使用转移注意力的方法，如阅读、听音乐、听广播、写作、绘画等；或参加体育运动，如慢跑、游泳、登山、瑜伽等，运动有助于消除过度紧张和疏导被压抑的情绪，对于解除或减轻不佳心情有益。

二、浆细胞性乳腺炎

（一）证候调护

1.乳房肿块

王教授认为，素有乳头凹陷畸形者，如兼有肝郁气滞，营血不从，则易聚结成块；另外，乳房肿块还与冲任失调、外感邪实有关。禀赋不足，七情内伤，冲任失调，外感邪实，致气血运行失调，气血瘀滞，凝聚成块。

（1）观察乳房肿胀程度，肿块形状、大小、质地、部位、皮肤颜色等，如有破溃及时给予冲洗换药。

（2）给予中药塌渍治疗。王教授认为中药塌渍是一种传统的中医外治技术，以中医理论为基础，整体观念和辨证论治为原则，借助温热和药物双重刺激，由表及里产生局部和全身效应，达到疏通经络、行气活血、软坚散结的作用，可有效改善症状。

（3）给予中药外敷治疗，中药粉剂调制成糊状敷于患处，每日 2 次，每次 4 ～ 6 个小时，达到活血化瘀，疏经通络，消肿止痛的作用。

2. 乳头溢液

王教授认为，乳房属胃经，乳头属肝经，同时肾经、任冲二脉循行于此。故乳头溢液的发生与肝肾、脾胃及冲任密不可分。肝失疏泄，气机不畅，肝失藏血，血热妄行或脾气虚弱，统摄无权，溢于乳窍，或肾失封藏，冲任失调，均可导致乳头溢液。故有生乳在脾胃，排乳在肝肾，调节在冲任之说。肝郁脾虚，气血不足，肾虚冲任失调为乳头溢液的基本病机。

（1）判断真性还是假性溢液，观察溢液的色、质、量，溢液是单孔还是多孔，乳头有 15 ～ 20 个乳管的开口，出现溢液时要观察液体从一个或几个开口溢出。

（2）注意适当休息，避免过劳，掌握动静结合。

（3）进行乳管镜等相关检查，可以看清细小乳管内病变，查看是否有肿物。

（4）保持局部皮肤的清洁、干燥，洗澡时勿用力揉搓。

3. 乳漏

王教授认为，本病多因乳头先天发育不足而致畸形，加之情志不舒、肝郁气滞、营血不从、气血运行不畅或湿浊壅阻，导致气血瘀滞、痰瘀交阻、凝聚成块、郁久化热、蒸酿肉腐而为脓肿，溃后成瘘。

（1）观察患者乳房局部皮肤情况，有无皮肤破溃。

（2）观察患者伤口敷料渗血、渗液情况，渗出较多及时更换敷料。

（3）保持皮肤清洁干燥，擦洗皮肤时动作轻柔，防止擦伤皮肤。

（4）每次换药前观察伤口情况，注意疮面脓液、肉芽、疮周皮肤颜色，有无出现疼痛加剧，如出现病情加重或出现新发疾病，应及时给予处理；创面及周围皮肤随时保持清洁，切忌潮湿。

4. 焦虑

王教授认为，乳房属足厥阴肝经、足阳明胃经循行之处，发病往往与气郁化火、痰瘀内结有关，久之易损伤中焦脾气。情志因素与本病的发生、发展密切相关，因此，医护人员在治疗进程中给予患者情志的疏导和心理上的关心，对治疗也至关重要。

（1）正确评估患者情绪。

（2）提供干净整洁的休息环境。

（3）心理护理。心理焦虑缓解的重要方法是倾诉和交流，鼓励患者主动表达自己的内心感受，讲出自己的内心苦恼。患者诉说时医护人员要认真倾听，耐心体会患者的心情，与患者达到共情。医护人员根据患者的诉说和自己体会对患者的病情进行全面的分析和评估，结合患者的实际情况给出针对性的治疗方案，从而缓解患者的心理压力。

（4）指导患者使用放松术

①深吸一口气，维持憋气 15 秒后缓慢吐气，重复上述动作两次，随后伸出前臂，紧握拳头，用力握拳并感受手部力量，维持 15 秒后放松；

②放松双臂，首先用力绷紧肌肉，保持 15 秒后彻底放松双臂；

③放松双脚，用力将脚趾抓紧地面，保持 15 秒后彻底放松；

④放松小腿肌肉，用力将脚尖向上翘，脚跟向下紧压地面，紧绷小腿肌肉，维持 15 秒，随后彻底放松双脚；

⑤将脚跟向下并向前紧压地面，紧绷大腿部位肌肉，维持 15 秒，随后完全放松；

⑥放松头部肌肉，紧皱前额肌肉，维持 15 秒后放松，随后转动眼球，以顺时针、逆时针方向快速转动眼球，待患者彻底放松后，紧闭牙齿，用力咬紧，维持 15 秒后放松，再用舌头向上顶住上颚，保持 15 秒后完全放松，之后用力内收下巴并维持 15 秒；

⑦嘱患者放松全身肌肉，用力向后扩展双肩，并保持 15 秒；

⑧指导患者上提双肩，尽量使双肩与耳垂接触，维持

15 秒；

⑨用力内收双肩，维持 15 秒；

⑩患者用力抬起双腿的同时用力弯曲腰部。

放松疗法是通过一定的放松训练，使患者身心得到彻底放松的一种治疗方式。其主要原理为通过放松训练所获得的心理改变同应激反应所形成的不良心理形成抵抗作用，利用心境放松来缓解焦虑。实施相应的放松程序，可改善中枢神经系统兴奋性，缓解不良情绪，提升脑部神经对全身的支配功能，并在反复练习过程中，使得放松成为机体习惯性反应，从而在发生焦虑情绪时，机体可主动调节，缓解焦虑情绪。

（5）给患者介绍治疗成功的病例，使其树立战胜疾病的信心。

（6）给予耳穴贴压。取心、肝、脾、神门、交感等穴。采用王不留行、莱菔子等丸状物贴压于耳郭的穴位或反应点上，以疏通经络，调整脏腑气血，促进机体的阴阳平衡。

5. 疼痛

（1）采用数字评分法（NRS）进行疼痛评估，0 ～ 10 分，分值越高，疼痛越严重，观察疼痛性质、持续时间及伴随症状。

（2）指导患者使用转移注意力的方法，如读书、看报、与人交流等。

（3）教会患者使用放松术，指导患者学习腹式呼吸，并从头颈部、胸腹部、腰背部及腿部等循序渐进放松全身的肌肉，每次 15 分钟，每天 3 次，以分散患者注意力，从而缓解疼痛。

（4）换药之前，首先适度止痛，减轻患者的恐惧心理和疼痛感，对手术部位进行理疗，比如红外线照射等，促进伤口组织的新陈代谢，提高手术切口周围神经肌肉的兴奋性，降低患者疼痛感。

（5）给予耳穴贴压治疗，取乳腺、神门、内分泌、胃、脾、肝等穴，将王不留行耳贴固定于相应穴位，用食指和拇指的指腹置于耳郭的正面及背面，采用对压法每日 3～5 次，每个穴位 1～2 分钟，按压时以患者有酸、麻、胀、痛感为度。通过按压耳部的乳腺、胃、脾、肝反射区，可以清热消肿，疏通经络；按压内分泌、神门穴则能缓解患者紧张情绪，提高对疼痛的耐受力。

（二）健康教育

1. 生活起居

王教授认为，起居有常是指日常生活要有一定的规律，并合乎自然界和人体的生理常度。《素问·上古天真论》指出："上古之人，其知道者，法于阴阳，和于术数，食饮有节，起居有常，不妄作劳，故能形与神俱。"由此可见，建立合理的作息，并持之以恒的重要性。对于有乳腺疾病的患者应做到：

（1）保持室内空气流通，注意防寒保暖。

（2）佩戴合适的胸罩，忌胸罩过紧或过松，勤洗勤换，乳头分泌物要清理干净，避免造成刺激和感染。

（3）纠正乳头内陷，每日牵拉乳头 3～5 次，患处避免挤压碰撞，避免乳房外伤。

（4）鼓励母乳喂养，哺乳时间不少于6个月，不超过2年，积极治疗乳腺炎

（5）起居有节，避免长时间熬夜。

2. 饮食指导

（1）肝经蕴热证患者

宜食疏肝清热、活血消肿的食品，如莲藕、萝卜、山楂、陈皮等。食疗方：小米莲藕粥。小米莲藕粥做法：莲藕80g，小米80g，将莲藕洗干净，切碎放入锅中加适量水，小米洗干净待水开后下入锅中，煮成稀粥。

（2）痰湿蕴结证患者

宜食清热利湿，化痰散结的食品，如薏苡仁、冬瓜、丝瓜、芹菜、黄瓜、赤小豆等。食疗方：薏苡仁红豆汤。薏苡仁可以治湿痹，利肠胃，消水肿，健脾益胃，久服轻身益气。赤小豆也有很好的利水、消肿、健脾胃之功效。薏苡仁红豆汤做法：①薏苡仁和红豆洗净，放入砂锅中，加足量水；②开火至锅中水开后煮3分钟，关火焖30分钟；③再开火，煮至锅中水再次沸腾后，再煮3分钟，关火焖30分钟即可。

（3）正虚毒滞证患者

宜食化瘀解毒的食品，如白菜、香菇、茄子、莲藕、苦瓜、海带等。食疗方：绿豆粥。王教授认为绿豆性凉味甘，有清热解毒、润肺生津、清热健脾和胃的作用。

（4）饮食忌辛（麻）辣类、海鲜类、羊肉、鸡肉等。

3. 情志调理

（1）指导患者畅情志，舒心怀，粉刺性乳痈多由于长期恼怒伤肝，思虑伤脾，肝脾不和或冲任失调，导致气血郁结而生。开导患者解除思想压力，勇于面对现实，以乐观、积极的态度直面人生。

（2）指导患者正确认识自我，通过增强自制力，不断完善自己，调整"现实我"与"理想我"的差距，从自我实际条件出发，树立正确的生活态度。

（3）指导患者学会在生活中排除困扰的方法。如到大自然中转移消极情绪，运用幽默感充实自己，与知心益友倾吐衷情，发泄不良情绪、情感，达到"精神内守，病安从来"的目的。

三、急性化脓性乳腺炎

（一）证候调护

1. 疼痛

王教授认为，乳痈是因情志郁结，外邪侵袭，以致乳络阻滞，气血不通，而诱发。临床表现以"不通则痛"所导致的疼痛为主。

（1）采用数字评分法（NRS）进行疼痛评估

0～10分，分值越高，疼痛越严重。观察疼痛性质、持续时间及伴随症状。

（2）疏通引流是中西医所使用的最主要治疗方法

①应用"推、挤、提、拉"手法按摩乳房，减轻乳房导管的压力，将堵塞的乳房从根部开始疏通，增强乳汁分泌的反射功能，促进乳汁分泌。

②局部行抽脓术的患者，取半卧位或患侧卧位（以利于引流），观察脓液的量、色、质、气味以及有无乳汁排出。切开引流后保持引流通畅，定时更换切口敷料。在此期间，患侧乳房仍需排空乳汁，如乳汁变黄，应停止喂哺，至乳色由黄变白，方可恢复喂哺。若乳汁从切口漏出，宜采用向切口侧卧位，以利脓液流出，脓尽后用棉垫加压包扎，以胸罩托起，既减少牵拉疼痛，又有利于引流。

（3）给予中药外敷治疗

王教授认为外敷中药可使药物直达病灶，止痛消肿。

（4）给予中药塌渍治疗

王教授认为中药塌渍是一种传统的中医外治技术，以中医理论为基础，整体观念和辨证论治为原则，借助温热刺激、表皮吸收，由表及里产生局部和全身效应，达到疏通经络、行气活血、软坚散结的作用，可有效改善症状。

（5）给予耳穴贴压治疗

运用耳与脏腑经络的密切关系，取交感、神门、肝、内分泌、乳腺等穴治疗乳房疼痛。

2. 乳房肿胀

（1）观察局部皮肤有无红、肿、热、痛，是否形成脓肿或破溃。乳房红肿面积以软尺测量，双侧病变者计算两侧红肿面积的平均值。0级：无红肿；1级：红肿面积最大直径＜3cm；2级：红肿面积最大直径3～6cm；3级：红肿面积最大直径＞6cm。

（2）如有袋脓、传囊现象发生时，可采用垫棉加压法，目的就在于促使脓液从开口上方流出防止其潴留，从而促进下方疮口早日愈合。具体方法：将棉垫衬在脓腔下方的空隙或疮口的一侧，并用绷带加压固定，防止脱落。缠绑时松紧要适宜，并观察患者呼吸、局部皮肤颜色等情况，及时调整绑缚的力度及位置。

（3）给予穴位按摩。王教授认为穴位按摩具有疏通经络，调气行血散结的作用。肩井、天宗穴为治疗乳痈之经验效穴，肩井穴又为足少阳、手少阳、足阳明与阳维脉之会穴，可泻诸经郁滞，调气行血散结。通过手法按摩可使乳汁淤积处肿块变软，乳管畅通，从而使积聚的乳汁排出；有效的按摩还可以使乳汁能顺利通过乳腺管汇集于乳窦处，便于婴儿吸吮，防止因乳腺管不通畅而再次引起乳汁淤积，加快乳腺结块的消退。

（4）给予中药外敷治疗。中药软膏加热后外敷患处，在药物和温度的双重刺激下，乳腺管和乳房局部血管扩张，血流加快，可以缓解局部症状，减轻疼痛。

（5）给予中药塌渍治疗。通过药力和热力双重作用以达到活血化瘀、软坚散结、消除肿胀的作用。

（6）给予乳房积乳疏通。王教授认为乳汁排出通畅是治疗成功的关键。抓揉排乳手法以"通"为目的，直接作用于患处，疏通既能减轻乳腺管的压力，又能在一定程度上缓解周围血管和淋巴管的压力，符合"通郁闭之气，消瘀结之肿"的中医治疗理念，达到理气散结、宣通乳络、调和气血的目的，该法有效地促进了乳房肿块的消散。

3. 发热

王教授认为，发热与乳汁瘀积日久化热，或肝郁胃热，或感受外邪，郁久化热有关。在日常护理中应注意做到以下几点：

（1）病室经常通风换气，可使患者神清气爽，肺气宣通，气血通畅，食欲增进，有利于疾病康复。可根据四季气候及一日四时阴阳消长的变化规律，适时开窗通风换气，但忌强风对流袭击患者。对身体虚弱或已感受寒邪的患者，要在通风时注意保暖，避免寒邪侵犯。

（2）观察体温变化及汗出情况，保持皮肤清洁，及时协助更换衣被。并注意舌苔及脉象的变化，通过对病情的观察，了解患者脏腑阴阳虚实情况，起到未病先防、见微知著的目的。

（3）给予温盐水漱口，保持口腔清洁。

（4）给予穴位按摩，取合谷、曲池等穴，按摩时选择薄荷油等介质。采用指压按摩法，用拇指罗纹面紧贴于腧穴处，以强刺激手法按压摩动，每穴按摩 100～200 次，1～2 分钟，局部皮肤微见红润为宜。体温＞38℃者每日按摩 2 次，体温＜38℃者每日按摩 1 次。曲池穴配合合谷穴，有疏风解表，清热止痛作用。

（二）健康教育

1. 生活起居

（1）营造良好的生活环境，如创造安静、舒适的环境，温湿度适宜。

（2）注意保持乳头清洁卫生，常用淡盐水清洗乳头。

（3）如有乳头擦伤、皲裂，外敷蛋黄油或麻油；有化脓性感染者及时治疗。

（4）养成良好的哺乳习惯，定时哺乳，每次哺乳时要使乳汁吸尽、排空，避免露胸当风。

（5）注意小儿口腔卫生，及时治疗口腔炎，避免婴儿含乳而睡。

（6）乳痈形成后停止哺乳，乳汁可用吸奶器吸出；用胸罩或三角巾托起乳房，以减少活动和疼痛。

（7）王教授认为，正确有效的母乳喂养是预防乳痈的有效措施。介绍母乳喂养的优点，指导患者按需、正确哺乳。乳头发育不良者，可以通过牵拉乳头、乳房按摩、使用乳头矫正器等方法，使乳头突出后再进行哺乳。哺乳后要排空剩余乳汁。高热（体温大于 38℃）或脓肿形成时停止哺乳。

2. 情志调理

（1）王教授认为，乳痈患者因病情较急，疼痛剧烈，容易出现焦虑、抑郁、恐惧等心理问题，引起情志不畅，肝气郁结，导致患者病情加重。在治疗过程中，以疏肝气为主，要对患者出现的心理问题进行疏导治疗，加强护患沟通，采用谈心、陪护等方法分散患者注意力，消除患者不良心理活动，积极配合治疗。

（2）对忧思恼怒，恐惧紧张的患者，采用移情相制疗法。焦虑或抑郁的患者，采用暗示疗法或顺情从欲法。

（3）鼓励家属多陪伴患者，营造和谐、互爱的家庭氛围，给予心理支持，减轻焦灼心理。

（4）鼓励病友间多沟通，交流防治经验，增强治疗信心。

3. 饮食指导

《类证治裁》说："乳汁为气血所化，而源出于胃，实水谷之精华也。"王教授认为，过食膏粱厚味，胃热壅滞，内郁湿热火毒，经络阻塞，乳汁不通，蕴而化热，乃成乳痈。

（1）热毒炽盛患者饮食

宜食清热解毒的食品，如鲜藕、绿豆、马齿苋等。食疗方：三豆饮（绿豆、黑豆、赤小豆、甘草）。具有清热解毒、活血祛风、养肝润肺、润燥生津作用。三豆饮做法：取赤小豆、黑豆、绿豆各 50g，甘草 15g。分别将绿豆、黑豆和赤小豆倒入锅中，用大火烧开，开锅之后再加入甘草，改成小火继续煮成粥。

（2）正虚毒滞患者饮食

宜食化瘀解毒的食品，如白菜、香菇、茄子、莲藕、苦瓜、海带等。食疗方：绿豆粥。具有清热解毒，除烦消渴作用。

（3）饮食宜忌

哺乳期易滋阴养阴为主，指导家属给产妇经常更换口味，提倡食品多样化，宜少量多餐。根据疾病不同发展阶段教家属一两个简单的药膳，以辅助食疗。对于体质虚弱者可增加营养，多食含蛋白质较高的食物。乳汁浓且多者，少喝汤多饮水，以帮助乳汁排出。由于哺乳期妇女多进补，常过食肥甘厚腻之物。但对于有炎症的哺乳期患者，应以清淡饮食为主。所有患者忌辛辣、生冷之品，烟酒禁绝。

四、乳腺癌

（一）证候调护

1. 疼痛

（1）采用数字评分法进行评估。

（2）指导患者使用转移注意力的方法，依据中医"以性胜情"法，对患者开展心理护理，乳腺癌患者多存在焦虑、悲观心理，加之对化疗的恐惧，心理负担较重。医务人员需主动和患者沟通，就患者感兴趣的话题进行讨论，以对其阴郁心理进行调节，如喜欢电影的患者可与其谈电影，以子女为骄傲的患者可与其谈子女的优点，尽量转移患者注意力，不在患者面前提化疗相关话题，引导患者多想愉悦的事情，并根据患者喜好，播放一些轻音乐、古典音乐、流行音乐等，播放时间及次数根据患者个人爱好而定，通过种种转移注意力的方法对疼痛起到一定干预和缓解作用。

（3）教会患者使用放松术。放松疗法是一种效果显著的心理行为干预手段，简单易学，针对焦虑、紧张、恐惧等人群具有良好的效果。通过放松疗法可以系统地收缩以及舒张患者的骨骼肌群，使患者身体放松，结合意念想象、呼吸训练达到心理上的放松，以缓解疼痛。

（4）疼痛干预。主要采用药物止痛疗法来缓解患者疼痛；以三阶梯式镇痛护理措施进行干预，按阶梯给药、尽量给予口服药物、按时服药、个体化给药和细节护理五项基本的护理原则。优先选取长效药物或口服止痛药物对患者的癌痛进行干预，若患者对此类药物产生抗药性，则考虑皮下或静脉注射的方式缓解患者的疼痛。

（5）给予耳穴贴压治疗。王教授认为耳穴贴压配合子午流注法，通过刺激耳部相应穴位，或根据"以痛为腧"的原则进行选穴，调节机体气血阴阳，激发经气而达到止痛的目的。神门穴属镇痛要穴，有镇静安神、止痛的作用，与交感、皮质下配合可提高机体痛阈；胃穴，主受纳和消化食物，胃穴配合脾穴，可以起到健脾和胃、理气止痛之功效；耳穴贴压结合子午流注疗法可有效地缓解乳腺癌疼痛，降低乳腺癌疼痛患者 NRS 评分，提高生活质量，缩短镇痛药物起效时间，并延长镇痛药物持续时间。

2. 肢体肿胀

王教授认为，乳腺癌根治术后淋巴水肿属中医"无名肿"，系由术后乳腺脉络受损，气血运行不畅，脉络瘀阻，水湿内停，泛溢肌表而为肿。属本虚标实，虚在脾肾，气虚无力推动津液运行，水湿停聚；实在经脉为金刃所伤，血行瘀滞，有碍津液输布。

（1）评估患侧肢体水肿程度。无（0分）；轻度（2分）：患侧上肢的周径粗3cm以下（与健侧相比），且大多限于上臂近端；中度（4分）：患侧上肢周径3～6cm（与健侧相比），范围涉及整个上肢，包括手背以及前臂；重度（6分）：患侧上肢周径6cm以上（与健侧相比），皮肤硬韧，水肿波及范围较大，包括手指在内的整个上肢，严重限制患者的上臂以及肩关节等部位的活动。

（2）平卧时抬高患肢，使其与心脏保持同一水平；患肢不宜进行静脉输液及测血压。

（3）乳腺癌术后早期指导患者进行有计划、有步骤、循序渐进地进行患肢功能锻炼，可有效促进患肢功能康复，减轻患肢肿胀，提高生活质量。方法：

①乳腺癌根治术后7天内通常未拔除引流管，为防止术后部位出血，该阶段锻炼活动不宜过多，手部及肩关节伸展幅度不宜过大，可适当锻炼手掌、手腕和肘关节，每阶段锻炼频率与锻炼强度、锻炼时间均应循序渐进。

②术后24小时内指导患者做手指屈伸、握拳等动作，可使用弹力球、橡皮球辅助完成，每次10分钟，每日5次。

③术后3天协助患者做屈肘、伸臂、肩关节前屈等康复运动，每次10分钟，每日5次。

④术后4天鼓励患者使用患侧手臂独立完成刷牙、洗脸、梳头、进食等日常活动。

⑤术后5天进行患侧上臂训练，以健侧肢体托举患侧肢

体上举，每日 5 次。

⑥术后 6 天行耸肩运动，同时用健侧肢体辅助患侧肢体通过前胸触碰双耳，每日 5 次。

⑦术后 7 天患者皮瓣基本愈合，可适度活动肩关节，以肩关节为中心，摆动双臂，做划船运动，预防上肢水肿。

⑧术后 10～15 天，指导患者抬高双上肢结合固定绳索完成双臂旋转动作，旋转频率由慢至快，旋转幅度由小至大，使用爬墙工具协助患者完成手臂爬墙练习，每日 3 次。

⑨术后 16～30 天，指导患者使用健侧肢体带动患侧肢体向背部由下往上提拉，或者患者水平伸直患侧肢体，尽可能最大限度地向外伸展，20 次为一组，每日 5 组。

⑩患者出院后，每日坚持做双手背部交叉、手指压头、双臂摆动拍打、肩部运动、扩胸运动以及适量的有氧运动等，每次运动时间 20～30 分钟，每日 2～3 次为宜。患者还可以根据自身情况配合器械锻炼，如弹力绳、弹力手套等进行运动耐力方面锻炼，入睡前使用冷热毛巾交替敷于患侧上肢，每日 15 分钟。

（4）给予手指点穴。王教授认为手指点穴治疗是刺激人体特定的穴位，循手太阴肺经、手厥阴心包经、手少阴心经往上点揉至肘关节，点揉劳宫、尺泽、少海、曲泽各 5～10 次，激发人体经络之气，以达到通经活络，调整人体机能，扶正祛邪的作用。

3. 恶心、呕吐（化疗期间）

王教授认为，乳腺癌患者大多属于阴阳平衡失调、脏腑失和而正气亏虚，化疗药物所产生的药物毒性再进一步侵及经脉及五脏六腑，造成脏腑亏虚，尤以中焦脾胃为甚。中焦脾胃为气机升降之枢纽，中焦枢纽失司，脾气该升不升，胃气该降不降，故而出现恶心呕吐的症状。正如《素问·六微旨大论》所说："出入废则神机化灭，升降息则气立孤危。故非出入，则无以生长壮老已；非升降，则无以生长化收藏。"脾胃气机升降失司，一方面气血生化乏源，使正气已虚的乳腺癌患者中焦虚弱的症状进一步加重；另一方面脾为生痰之源，脾虚不化水湿，痰湿阻滞中焦，故出现恶心、呕吐。

（1）观察呕吐物的量、色、质，及时记录。

（2）呕吐后，遵医嘱以温盐水或口泰含漱液漱口。

（3）生姜有较好的止呕效果，为"呕家圣药"，为降低消化道反应，可嘱患者在化疗期间含服。

（4）采用隔药脐灸法。隔药脐灸是在中医基础理论指导下，辨证、组方、取药，将药物研成细末，填满脐部，以规格面团为介质，上置艾绒条灸之的一种外治方法。是集穴位、灸法、药物疗法三者功效为一体的治疗方法，相较普通灸法具有事半功倍的特点。神阙穴为任脉上的一个重要腧穴，任、督、冲三脉为一源三歧，因此脐与任脉、督脉、冲脉、带脉四经直接相通，神阙穴一穴系全身，通过经脉系统调整脏腑阴阳，平衡人体各种机能，故而有脐通百脉，主治百病之说。西医学认为，脐部分布有丰富的血管与神经，并且无皮下脂肪，在艾火热力刺激作用下，药物易于渗透吸收；其药多为温热芳香药，内和五脏，气味择径而行，各归其所，通过药物辛味对神阙穴的刺激和药物本身的药理作用来达到治疗疾病的目的。艾灸能使温热之气由肌表透达经络、五脏六腑，具有培补阳气，温益脾胃，调节机体代谢及免疫功能，改善血液循环的作用。

（5）采用穴位按摩法。取足三里、合谷、内关等穴。王教授认为机体虚弱无力，正气不足，冲任失调，气血津液运行受阻，致使肝、脾、肾等脏腑功能失常，而穴位按摩通过刺激特定穴位，改善血液和淋巴循环，起到疏通经络，调和气血的作用。

（6）采用穴位注射法，取足三里等穴。足三里为足阳明胃经的主穴，主治消化系统疾病。根据《灵枢·四时气》记载："善呕，呕有苦，长太息，心中憺憺，恐人将捕之，邪在胆，逆在胃，胆液泄，则口苦，胃气逆，则呕苦，故曰呕胆。取三里以下。"足三里的作用：可疏通胃气以升清降浊；可化宿食，有降胃气之功效；有宣通上中二焦气机的作用，故使中气得振，运化有权，谷水得以消磨，升降恢复正常，而呕吐可止。

4. 肢体麻木（化疗期间）

乳腺癌根治术后手臂水肿较为常见，为 20%～30%，水肿后常常引起肩关节活动受限、肢体乏力等上肢功能障碍，麻木、疼痛等异常感觉，给患者的日常生活带来很多不便。日常调护应注意：

（1）避免在患侧上肢采血、输液、测量血压。

（2）注意患侧上肢的皮肤保护，避免昆虫叮咬和阳光特别是紫外线照射；尽量保持血液循环通畅，不戴过紧的项链和弹力手镯。

（3）睡觉时用枕头抬高手臂；化疗期间避免长时间接触有刺激性的洗涤液，也不要长时间浸泡于水中。

（4）避免做增加患肢阻力的剧烈重复运动，如擦洗或推拉；不要用患侧上肢提重物（术后 3 周内不要让患侧承重 1 公斤以上，伤口愈合后，也不要提超过体重 1/4 的物品）；避免"高举物"、背书包，建议进行一些运动，如散步、游泳、骑自行车、做健身操或瑜伽等。

（5）注意四肢保暖，穿棉袜，带棉质手套，防止受凉。

（6）遵医嘱行气压治疗，每日 2 次，每次 30 分钟。

5. 手足综合征（化疗后）

手足综合征（HFS）又称为掌跖感觉丧失性红斑，临床主要表现为指（趾）的热、痛、红斑性肿胀，严重者发展至脱屑，溃疡和剧烈疼痛。多种化疗药物及靶向治疗药物均可引起手足综合征。

（1）嘱咐患者卧床时抬高上下肢，促进静脉血液回流。

（2）避免阳光暴晒。外出时建议穿长袖长裤，避免阳光直晒刺激手足皮肤。

（3）手足部中药泡浴。每日 2 次，每次 20 分钟。

（4）手足部适当用护肤霜，带松软手套，穿松软的鞋子，以减少对手足的摩擦。避免接触刺激性药物及酒精、碘酒、肥皂、洗衣液等化学制剂，避免接触过冷或过热的物品。

（5）饮食均衡。多进食营养丰富宜消化食物，诸如瘦肉、鸡蛋、新鲜蔬菜、谷物等。避免酒、辛辣刺激食物的摄入。

（6）确保每天进水量不少于 2500mL，以促进体内化疗药物的排泄，减少药物对手足部的刺激作用。

（7）心理疏导，帮助患者了解手足综合征的病理情况，并消除患者的恐惧和不安心理，有利于患者更好地接受治疗和控制病情。

6. 骨髓抑制

（1）化疗后需对患者血液指标变化进行密切观察，发现其出现乏力、发热症状时应及时检查血常规。血小板、白细胞低时患者会出现明显眩晕、乏力症状，若血白细胞 $< 1 \times 10^9$/L，应实行保护性隔离，住单间或隔离病房，卧床休息、制动；病房经常开窗通风，紫外线消毒 2 次/天，限制探视。

（2）做好口腔护理，用淡盐水或者漱口液漱口 3 次/天；监测生命体征及血小板减少引起的出血倾向，并及时处理。

7. 癌性疲乏

癌因性疲乏归属于"虚劳"范畴。《素问·通评虚实论》云"精气夺则虚"，可视为对虚劳最早的定义。癌因性疲乏与患者对疾病的认知、应对方式、健康行为密切相关。

（1）心理干预

以专业耐心的态度主动与患者沟通，建立良好的护患关系，了解患者心理情绪状况，与家属一起给予患者鼓励，通过情绪宣泄、注意力转移等方式缓解患者不良情绪，帮助患者建立乐观积极的心态。

（2）运动干预

为患者播放舒缓音乐，对患者呼吸节律进行调节，嘱患者保持放松状态，结合患者生理状况进行四肢活动训练，循序渐进地增强运动的强度，每次运动时间控制在 20 ～ 30 分钟，改善患者的生理功能。

（3）中医干预

对每位患者进行辨证分型并开展有针对性的给药，睡前按摩涌泉穴、中药足浴等以促进睡眠。

（4）认知干预

结合患者认知状况，进行乳腺癌化疗的健康教育，就化疗的作用机制、效果、不良反应及相关处理措施等进行介绍，确保患者对化疗有较为全面的认知，正视化疗后引起的一系列不适症状。

（二）健康教育

1. 生活起居

（1）病室安静、整洁、舒适、温湿度适宜，保证患者充足睡眠或休息，减少体力消耗，让患者心情安宁。

（2）化疗后叮嘱患者保护好头部，外出时尽可能佩戴帽子，减少紫外线照射。提前帮助患者进行心理建设，或购买假发，降低心理负担。

（3）为患者进行口腔护理，检查口腔黏膜完整性，防止感染。恶心呕吐较为严重时可适当补液，防止脱水、电解质紊乱。

（4）定期对健侧乳房进行自我检查，乳房切除的患者建议佩戴义乳。

（5）适当锻炼，如术后肢体康复操、散步等。

2. 饮食指导

（1）痰瘀互结证患者饮食

宜食化痰散结的食品，如丝瓜、李子、海带、紫菜等。食疗方：海带汤。王教授认为海带性味咸寒、无毒，具有软坚散结、消痰平喘、通行利尿等功效。海带汤的做法：锅中放入清水，烧开，把海带放入热水中煮2分钟，取出用清水洗干净备用，锅内放入食用油，油烧热，把海带放入锅中翻炒几下后，放入高汤或者清水并没过海带，转大火。烧开后，把提前调好的淀粉水放入锅中，淋上事先打好的鸡蛋，锅烧开后放入调料，搅拌均匀即可。

（2）正虚毒恋证患者饮食

宜食化瘀解毒的食品，如莲藕、白菜、香菇、苦瓜、丝瓜、海带等。食疗方：菱角汤或菱角薏米粥。《本草纲目》有记载，食用菱角可以补脾健胃，强健体魄，健力益气，是一种很好的滋补品。菱角薏米粥做法：①取新鲜菱角250g，薏苡仁50g，糯米50g，冰糖适量。②新鲜菱角洗刷干净，从中间切开，去壳，剥出菱角肉备用，薏苡仁提前浸泡1～2个小时；③所有材料（除冰糖外）加水大火煮开转小火煮50分钟左右（如用电压力锅，时间可以节约一半）；④最后加适量冰糖调味。

（3）气血两虚证患者饮食

宜食益气养血，健脾补肾的食品，如龙眼肉、大枣、茯苓、山药、黑木耳、黑芝麻等，多食瘦肉、牛奶及蛋类。食疗方：红杞鲫鱼汤。具有温中益气，健脾利湿的作用。红杞鲫鱼汤做法：鲫鱼 500g，枸杞子 15g。将活鲫鱼宰杀，去鳞、鳃和内脏，洗净。锅内放油烧热，放入鲫鱼略煎，加水烧开后，加枸杞子改小火炖至汤白肉烂即可，食时以少许食盐调味。

（4）气阴不足证患者饮食

宜食益气养阴的食品，如黑木耳、银耳、鸭肉等。食疗方：莲藕小米粥。《本草纲目》中就有小米"治反胃热痢，煮粥食，益丹田，补虚损，开肠胃"的记载。小米可以促进脾胃消化功能，并能缓解消化不良，对经常出现的腹部疼痛和脾胃虚寒以及食欲不振等症都有良好的调理作用。另外，莲藕小米粥还能为人体补充丰富氨基酸和维生素，帮助人体吸收碳水化合物，以促进体力的恢复，增强人体抗疲劳能力。

（5）食欲不佳与体质虚弱伴恶心者饮食

应多食用木耳、鲜藕、水果与蜂蜜等，从而滋润生津，增加食欲；若患者发生呕吐时，应指导患者食用少量生姜片。

（6）化疗期间饮食

宜食促进消化、健脾开胃、补益气血的食品，如萝卜、香菇、陈皮、菠菜、桂圆、金针菇等，禁食辛辣及油炸的食品。

（7）放疗期间饮食

宜食生津养阴、清凉甘润的食品，如藕汁、雪梨汁、萝卜汁、绿豆汤、冬瓜汤、竹笋、西瓜、橙子、蜂蜜、甲鱼等。

（8）饮食禁忌

忌食雌激素含量高的食物，如蜂蜜、蜂王浆等，忌烟忌酒。

3. 情志调理

王教授认为，患者由于术后需要经历漫长的化疗时期，受自身及外界因素的影响，使其出现各种不良的心理情绪波动，影响患者依从性的同时，使得疾病进一步恶化，对患者身体健康产生严重威胁。仔细评估患者的七情状态，评价是否出现过喜、过怒、过忧现象，提出以下情志干预方案。

（1）要安慰开导患者，为患者多讲开心的事情，比如讲有趣的故事或播放相声、小品以使患者气机舒畅，利于肝气疏泄。

（2）"嘘、叹、嘻"呼吸调理。患者在自然平静的呼吸状态下发"嘘"以养肝，发"呼"以养脾，发"嘻"以养心，每日练习 30 分钟以上，以利于患者疏肝养脾静心。

（3）默念数字法，嘱患者静卧或静坐，排除各种外界干扰，以保持平静心态。在平静呼吸下，从 1 开始缓缓地数数字，每次 30 分钟，早晚各一次，利于静心静养。

（4）护士要向患者介绍疾病知识、治疗方法、用药以及护理等情况，耐心回答患者提出的各种问题，帮助患者掌握自我解决问题和自我护理的方法。

第四节　典型医案

乳癖案

陈某，女，30岁，职员。

初诊：2019年5月15日。主诉：双乳胀痛3个月，伴咽喉异物感。病史：患者近几个月工作压力较大，3个月前渐感双乳胀痛，经前及情绪不良时加重，时有咽喉异物感，近几个月月经不规律，量少若无。症见双乳胀痛，偶有刺痛，情绪易怒烦躁，入睡困难，大便不畅、量少，月经提前、量少，舌淡黯，苔薄腻，脉细涩。乳腺触诊：双乳外上象限增厚饱满，呈片块状，超声提示：双乳增生，导管轻度扩张。

中医诊断：乳癖（肝郁痰凝证）。

西医诊断：双乳增生。

治疗：疏肝健脾，化痰活血为法。

处方：柴胡10g，当归15g，白芍15g，白术15g，茯苓15g，醋郁金15g，醋香附15g，醋三棱15g，醋莪术15g，夏枯草30g，牡蛎30g，浙贝母15g，瓜蒌20g，皂角刺15g，桔梗15g，甘草6g；7剂，日1剂，水煎2次，分2次，早晚服。外用以散结乳癖膏，外敷于疼痛肿块处。

二诊：乳腺胀痛大有减轻，仍感咽喉有异物，上方加金银花15g，木蝴蝶9g，百合30g，7剂。日1剂，水煎2次，分2次，早晚服。

三诊：乳腺胀痛减轻，月经适来，量少色黯，小腹不适，舌质淡黯，苔薄，脉细滑，辨证属气滞血瘀，当行气活血通经：当归15g，川芎10g，熟地黄15g，桃仁10g，红花10g，丹参20g，赤芍15g，益母草30g，桂枝9g，党参30g，香附15g，柴胡10g，甘草6g，7剂。日1剂，水煎2次，分2次，早晚服。

四诊：经水已净，较前量有所增加，现略感乏力、腰酸，大便略硬，舌淡红，苔薄，脉细。经后血海空虚，当补肾养血、健脾：熟地黄30g，白芍15g，当归15g，川芎10g，女贞子15g，枸杞子15g，桑椹15g，山药15g，酒萸肉15g，黄精15g，茯苓15g，白术30g，枳实15g，7剂。日1剂，水煎2次，分2次，早晚服。

五诊：经前半月，双乳胀痛不明显，情绪亦平稳，睡眠安，大便畅，舌淡黯减轻，苔薄腻，脉细。乳腺触诊：双乳较前明显松软。气滞痰凝征象明显缓解，继服药以巩固：柴胡10g，当归15g，白芍15g，白术15g，茯苓15g，醋郁金15g，醋香附15g，醋三棱9g，醋莪术9g，夏枯草15g，牡蛎30g，浙贝母15g，瓜蒌10g，甘草6g，14剂。日1剂，水煎2次，分2次，早晚服。

按语： 乳腺增生的发病原因，肝郁气滞者较多。肝主疏泄，体阴而用阳，宜升发而疏散。如情志不畅，则肝气郁结，肝失条达，气血周流失度，凝滞于乳房而结块。故有"木郁不达，乳房结癖""其核随喜怒而消长"等阐述，因此临床上疏肝理气是治疗本病的基本治法。而生育期女性生理有其特点，每月气血循行如月之盈亏，经前如月亮由亏转盈，血海逐渐充盈，若肝疏泄有度则血海充盛，经血按时下行，经血通畅而乳腺不癖；若肝气郁结，不能疏泄，郁结于胸，则乳络胀满而疼痛结块，不能下达，则月经量少不畅，故王老师认为经前应予患者疏肝健脾、化痰活血药以通肝经、任脉；经期活血通经以通血海；经后血海空虚，补肾养血填精，以固其肾本。故治疗一个月经周期，症状大有缓解，若想根治，则需连治三个月经周期为宜。"见肝之病，知肝传脾，当先实脾"。故在治肝之时，不忘健脾；肾脾乃先后天之关系，补肾养血，亦当补后天以生先天，故补肾同时，也当健脾，故方中不忘茯苓、白术、山药、党参等健脾之药。

乳痈案

李某，女，28岁

初诊：2019年8月5日。主诉：乳腺红肿热痛1天；病史：产后86天，近几日哺乳不及时，近3天出现右乳胀满，昨日起右乳出现红肿，体温略有升高，自行手法排乳后未缓解。症见右乳外侧肿胀热痛，皮色微红，可触及积乳肿块，乳汁排泄不畅，局部轻度发热，大便欠畅，舌质红，苔薄黄，脉弦数。

中医诊断：乳痈（肝胃郁热证）

西医诊断：急性乳腺炎；乳络不通。

治疗：疏肝清热，通乳消胀。

处方：金银花30g，连翘15g，柴胡10g，黄芩10g，王不留行10g，路路通30g，漏芦15g，通草10g，赤芍20g，丹皮15g，蒲公英30g，甘草6g，3剂。日1剂，水煎2次，分2次，早晚服。同时配合外治：以乳房积乳疏通术排乳，排乳后外用金黄散以蜂蜜或蛋清调敷，一日 2～3 次。

二诊：2019 年 8 月 7 日。症见乳腺肿痛好转，皮色不红，右乳仍有胀满积滞，舌淡红，苔薄，脉弦。处方：上方去赤芍、丹皮、蒲公英，加当归 10g，3 剂。日 1 剂，水煎 2 次，分 2 次，早晚服。配合外治：外用四子散热敷 20 分钟，再予以乳房积乳疏通术排乳，排乳后外敷消肿膏。

按语： 急性乳腺炎病因多为肝胃郁热、乳汁淤积、素体郁热、排乳不及时所致，此患者就诊时郁热内盛，有化热成脓之趋势，治疗当以消解为主，清消为法。本方金银花、连翘、黄芩、蒲公英入肺胃气分；赤芍、丹皮入肝胆血分，清气凉血；王不留行、路路通、漏芦、通草通经下乳；柴胡引药入肝，兼解表退热，合用以达到清热消结、通经下乳之功效。辅以乳房积乳疏通术（揉抓排乳），外敷以金黄散解毒消肿，故收效甚捷。三天后邪热有解散之势，去赤芍、丹皮等血分之药，继辅以手法揉抓通乳，并嘱其调畅情志、及时哺乳、排空乳汁，避免复发。

粉刺性乳痈案

李某，女，32 岁

初诊：2019 年 3 月 10 日。主诉：发现乳腺肿块 3 月余；病史：3 个月前无明显诱因出现右侧乳房肿块，初期红肿热痛，在当地医院予以抗生素静脉注射治疗后红肿减轻，肿块略减小，此后间断予以中成药或抗生素治疗，未能全消，其间曾因脓肿形成行穿刺抽脓。症见右乳肿大，轻度疼痛，皮色稍红、皮温稍高；彩超见微小脓肿形成，同侧腋窝淋巴结略肿大；体型偏胖；面部油腻，粉刺，腰酸困痛；手足心热，舌质淡红，苔白厚腻，脉沉迟。

中医诊断：粉刺性乳痈（痰热未清，肝肾不足）。

西医诊断：浆细胞性乳腺炎。

处方：金银花 30g，蒲公英 30g，连翘 15g，夏枯草 30g，当归 15g，柴胡 10g，赤芍 15g，王不留行 10g，路路通 30g，漏芦 15g，通草 10g，女贞子 30g，巴戟天 15g，百合 30g，郁金 15g，7 剂。日 1 剂，水煎 2 次，分 2 次，早晚服。配合外治：外用冲和膏以蜂蜜或蛋清调敷，一日 2～3 次。

二诊：2019 年 3 月 17 日。症见乳腺肿痛好转，皮色不红，部分坚肿不消，呈波动感，嘱其办理入院，行雕刻式切除术。

三诊：2019 年 3 月 29 日。患者于 3 月 20 日在我院病房行雕刻式切除术。术后恢复中，现神疲乏力，少气懒言；舌苔白厚，脉沉细。辨证属于气虚湿阻，治疗当以健脾益气、化湿清热为法。处方：人参 6g，黄芪 20g，黄精 15g，白术 15g，茯苓 12g，当归 12g，川芎 10g，白芍 10g，金银花 20g，白芷 15g，皂角刺 10g，桔梗 6g，甘草 6g，7 剂。日 1 剂，水煎 2 次，分 2 次，早晚服。

四诊：2019 年 4 月 6 日。患者乳腺术后恢复中，乏力少气略有缓解，刀口局部略僵硬，苔白，脉细滑。上方加鹿角胶 15g，白芥子 15g，14 剂。日 1 剂，水煎 2 次，分 2 次，早晚服。此后根据患者情况，辨证调治 2 月余，患者伤口愈合良好，随访一年无复发。

按语：浆细胞性乳腺炎与肉芽肿性乳腺炎，同属非哺乳期乳腺炎，发病多与乳头内陷、乳管内分泌物排泄不畅有关，分泌物郁积化痈，甚则成脓。本患者初诊时已迁延3月余，脓肿破溃，痰热较初期已减轻，而肝肾不足渐显，邪有七八，正虚二三，故王老师处方以金银花30g、蒲公英30g、连翘15g、夏枯草30g、当归15g、赤芍15g清热解毒活血；予王不留行10g、路路通30g、漏芦15g、通草10g、柴胡10g、郁金15g散结通络疏肝；女贞子配巴戟天，阴阳并补；百合配郁金，解郁散结。

患者三诊时已行手术切除脓肿，邪去七八，气血亏虚为主，故以托里消毒散为主方加减治疗。方中人参、茯苓、白术、黄芪、黄精、当归、川芎、白芍有八珍汤之意，去八珍汤之熟地以气血双补而不滋腻；人参、白术、黄芪、茯苓补气以托毒生肌，提高机体免疫功能，改善全身状况以抵抗邪气；黄精肺脾肾三补，合当归、白芍、川芎，鼓舞气血；金银花、白芷、皂角刺、桔梗、甘草解毒散结，清解留存余邪。诸药合用，虚实兼顾，气血双补，补、清、散并举，切中该病手术后气血虚弱，正虚毒恋的病机，共使气血充，新肌生而痊愈。

乳岩案（二则）

案例一，刘某，女，42岁。

初诊：2020年4月15日。主诉：乳腺癌术后7年；病史及主症：患者7年前因右乳癌行乳腺全切术，术后服用他莫昔芬。近几月感乳腺胀痛不适，劳累或生气后加重。乏力，纳可，大便溏，夜寐欠安。触诊右乳较为胀满，有压痛，舌淡，苔薄腻，脉弦。

中医诊断：乳岩（脾虚肝郁，湿毒内蕴证）。

西医诊断：右乳乳腺癌术后。

处方：仙鹤草 30g，蜀羊泉 30g，冬凌草 30g，半边莲 30g，龙葵 30g，桔梗 18g，黄芪 30g，山药 30g，党参 12g，白术 15g，茯神 30g，炒白扁豆 30g，黄柏 15g，甘草 6g，北柴胡 10g，百合 30g，炒酸枣仁 30g，远志 10g，14 剂。日 1 剂，水煎 2 次，分 2 次，早晚服。外用散结乳癖膏，1 日 1 贴，外用。

二诊：2020 年 4 月 29 日。症见乳腺胀痛好转，睡眠欠佳，夜间多梦。处方：上方加珍珠母 30g，合欢皮 30g，柏子仁 30g。加减治疗 2 个月，乳腺胀痛已消失，纳眠、二便均如常。

按语： 王老师认为乳腺癌术后重点在于补肾健脾固本，清理余毒，防止复发转移。术后早期正气亏虚者，以补为主；术后多年，正气不足，邪气渐长者，祛邪扶正。本病患者术后 7 年，乏力便溏，为脾虚气弱湿阻之象；乳腺胀痛、夜寐不安为邪毒内扰、肝气郁结、血瘀、心神受扰之征，治疗当祛邪扶正。王老师对乳腺癌术后邪毒内蕴、气血亏虚者，习用抗肿瘤中药＋四君子汤以解毒扶正，重补脾胃，不用或少用活血药、走窜药。本方体现了王老师的学术思想。本方中，仙鹤草为君，扶正补虚，健脾止泻，又兼具解毒之功效；臣分两路：扶正路——四君子汤为主方，党参、白术、茯神、黄芪、山药、炒白扁豆、甘草诸药健脾补中，益气渗湿；祛邪路——蜀羊泉、冬凌草、半边莲、龙葵四味药，清热解毒，祛邪抗瘤。其中蜀羊泉味苦性寒，归肝肺经；冬凌草甘寒，入肺、胃、肝经；两药兼具活血止痛之功；半边莲、龙葵，兼具散结、消肿、利水之功效。四药组合，入肝、胃、肺、心、小肠等经，可清肝肺胃之湿火，利心小肠之热毒。扶正以自强、祛邪而御敌。脾虚血弱，心脾失养，夜难安寐，方中佐以炒酸枣仁、远志养血安神，使以柴胡、桔梗，既可疏肝保肺，又可引药达于肝肺二脏；尤其有百合、黄柏之配伍为妙，上清肺金，下安肾水，相火不生，肺金不扰，金水相生，肺脾肾三脏得固，犹如城门之内，粮草充足，兵丁健旺，俾何有癌瘤复发之患？

案例二，马某，女，48 岁

初诊：2019 年 10 月 16 日。主诉：左乳保乳术后半年余，乏力神疲 3 月；病史：2019 年 3 月 5 日于河南中医药大学第一附属医院行左乳癌保乳术及左腋窝淋巴结清扫术。术后病理：浸润性导管癌Ⅱ～Ⅲ级，1.5cm×1.2cm×1cm，腋窝淋巴结 0/30。免疫组化：ER（−）、PR（−）、HER-2（2+）、Ki-67（60%+），FISH 基因检测未扩增。排除化疗禁忌后行 EC×4 续贯 T×4 标准方案化疗，现化疗结束。症见神疲乏力，腰膝酸软，畏寒肢冷，食欲不振，睡眠一般，二便尚可。查体：一般情况可，左乳保乳术后外观：腋下可见一长约 5cm 手术疤痕，切口愈合良好。右乳外上象限触及散在片状结节，质中软，活动可，右腋下及双锁骨上下未及肿大淋巴结。苔薄白，边有齿痕，脉沉细。

中医诊断：乳岩（阳虚痰凝、冲任失调证）。

西医诊断：左乳癌保乳术后。

方药：黄芪 30g，党参 15g，白术 15g，茯苓 15g，酒黄精 15g，桂枝 9g，肉桂 6g，鹿角霜 12g，熟地黄 12g，淫羊藿 15g，莪术 30g，仙鹤草 30g，半边莲 30g，冬凌草 30g，炒山楂 15g，酸枣仁 15g，甘草 6g。共 14 剂。日 1 剂，水煎 2 次，分 2 次，早晚温服。

二诊：2019 年 11 月 1 日。症见患者服用药物 14 天后复诊，自诉无明显不适，乏力、畏寒肢冷症状较前缓解。纳眠尚可，大便稍干，小便可。在原方基础上加蜀羊泉 30g，龙葵 30g，共 14 剂，服用方法同前。

三诊：2019 年 11 月 15 日。症见夜寐较前好转，偶有咳嗽，无发热恶寒，无鼻塞流涕，查血常规及肝肾功能均正常，肿瘤指标及乳腺彩超均未见明显异常。原方基础上去仙鹤草、肉桂、莪术，加桔梗 18g，共 14 剂，服用方法同前。嘱患者忌服燕窝、蜂蜜、西洋参等保健品，注意避风寒，畅情志，适当锻炼。患者随访至今，未发现复发及转移征象。

按语： 正气亏虚，脏腑功能衰弱是乳癌形成和复发转移的内因。《外科医案汇编》阐述"正气虚则为岩"，《景岳全书》则谓"脾肾不足及虚弱失调之人，多有积聚之病"。

此患者为三阴性乳腺癌，该型患者不适合内分泌治疗，术后复发风险较大。此患者神疲乏力、腰膝酸软、畏寒肢冷，阳虚痰凝之象明显。《疮疡经验全书》中首次指出"乳岩，此毒阴极阳衰……捻之内如山岩"，开阳虚论治乳腺癌之先河。《外科证治全生集》从阴疽认识乳岩，述乳岩为"阴寒结痰，此因哀哭忧愁，患难惊恐所致"。王老师善以健脾温肾、解毒散结为原则，采用黄芪四君子汤合阳和汤加减治疗放、化疗后三阴性乳腺癌。本方中用黄芪、四君子汤以健脾益气；黄精入肺脾肾三脏，补气添精；熟地黄、淫羊藿温阳填精益髓；鹿角胶代以鹿角霜温肾阳、益精血；桂枝、肉桂药性辛热，入血分，温阳散寒通脉；运用仙鹤草、蜀羊泉、冬凌草、半边莲、莪术等药，清热解毒、化痰散结；山楂、酸枣仁酸以入肝，化痰消积、养血除烦；生甘草清热解毒，调和诸药，共奏健脾温肾、解毒散结之功。故首诊服药14剂后症状大减，后据病情加减用药，病情逐渐稳定，气血渐复。但仍当嘱患者畅情志、适度运动、按医嘱定期随访，以期无病延年。

第四章

弟子心悟

一、从"郁"和"痰"辨治乳腺增生实证

（一）王万林教授对乳腺增生实证的辨治经验

王教授认为，乳腺疾病的发生与肝肾、冲任、脾胃关系密不可分。多因肝失疏泄、肝肾亏虚、冲任失调、脾失健运、胃失和降、痰瘀之邪内蕴日久结于乳络所致，其中以"肝郁"为本。肝气调达、肝血充足，既能滋生肾精，又可令气机调畅、气血调和、冲任协调。女子以血为本，以气为用，肝为藏血之脏，司血海，主疏泄，使全身气血通而不滞，散而不郁。若肝疏泄失常，疏泄不及，即情志不遂，气机抑郁，肝气郁结，失于宣泄，或因于肝之阴阳气血不足，升发无力，气滞血瘀，经脉阻塞，气机阻滞于乳房时，就会出现乳房胀痛，郁结日久导致气不行血，血运不畅，发为乳房结块。叶天士曾提到"女子以肝为先天，易于怫郁，郁则气滞血阻"。其二为疏泄太过，肝阳气火升动，过于亢奋，烦躁易怒，肝火循经上扰，炼液成痰，痰瘀互结，停于乳房发为肿块。可见肝失疏泄是导致乳腺增生发病的重要原因之一。

故王教授治疗乳腺增生时强调当以"肝郁"为先。肝疏泄失调可导致肾虚精亏、冲任失调、脾胃运化失常等一系列脏腑功能的失常，出现气滞、痰凝、血瘀等病理变化。王教授治疗以"疏肝化痰"为法，同时佐以补肾、调畅冲任之药，方中多用柴胡、白芍、郁金、延胡索、香附等疏肝行气之品，意在解除双乳胀痛不适之急，共奏行气畅郁行滞之效。王教授发现，多数患者乳房胀痛不适症状多表现为经前加重，经

后缓解，且多伴有经少、痛经、月经血块、经期不规律等月经不调之症，故常用当归、红花、桃仁活血化瘀以调畅冲任。瘀瘀虽消，然冲任通而未充，故用菟丝子、巴戟天、女贞子养肝肾，补冲任。由此，气顺瘀消，肾精充盛，冲任调和，则经乳俱安。

（二）学生跟师体会

在治疗乳腺增生时可以遵循"整体与局部相结合，内外并举，标本兼治"的治疗原则，与此同时要重视"郁"和"痰"这两个因素。整体辨证是中医辨证论治的基础。乳房作为人体的一个体表器官，其局部病变特征对于诊断也是不可或缺的，且诊治应以局部病灶的存在为特征，故应注重对局部病变的治疗。但局部病变往往是脏腑内在病变在局部的反应，因此必须立足整体，将局部辨证与整体辨证相结合，将外在表现与脏腑内在病变相结合，辨证施治，从内调治。在内治、调节整体、治本的同时，予以局部外治之法。乳房通过乳络将药物吸收，使药物直达病所，达到治标的作用。如此，标本结合，整体与局部兼顾，才能取得较好疗效。同时，学生在跟诊时发现王教授对乳腺增生实证的治疗，多从"郁"和"痰"论治。他认为乳腺增生病应以"郁"为源，以"痰"为因，痰郁交错互结，病情渐重，以肝郁痰凝为其主要病机，予以疏肝解郁、化痰散结之方药；同时外治之理即内治之理，外治之药即内治之药，故外治之法亦为"顺气解郁化痰"，予乳癖散结中药硬膏，行气畅郁化痰，强调痰郁共治，内外同行。由此，肝气得舒，全身气机调畅，乳房局部气血调和，故"痰"和"郁"随气行渐消，疼痛和肿块随之而消，腺体亦逐渐恢复正常。

（三）师生学术探讨

学生问题：在乳腺增生中，肝脾两脏之间的病理联系是怎样的？

王教授答疑：肝主疏泄，脾胃运化赖以肝木之疏泄，则水谷乃化；若肝失疏泄，脾胃升降失常，气机失调，则精血津液疏布失常，久之炼津成痰；若肝木乘克脾土，肝强脾更弱，运化水液失常，痰湿停聚阻滞经络，发于乳房为病。肝主藏血，体阴而用阳，用阳主疏泄，体阴主藏血。气为血之帅，气行则血行，气滞则血瘀，血瘀又可加重气机的壅滞。肝气疏泄不及，气机不畅，久郁化火，灼津成痰，痰瘀相搏而成乳房肿块。

（四）结语

乳腺增生属中医"乳癖""乳核"范畴，临床表现主要为双侧乳房胀痛和肿块，常伴有月经失调及情绪改变。在中医理论的指导下，临床上形成了多种治疗乳癖的方法。王教授临证多以中药联合外敷，内调外服、起效迅速、简单方便、疗程缩短、安全可靠，能够更快地缓解患者病痛。中医药治疗乳腺增生得到了医患的认可与肯定，但我们对其临床治疗仍需不断探索，制定更符合患者实际情况的治疗方案，从而提高临床效果。

二、运用阳和汤温补并用治疗乳腺增生虚证

（一）王万林教授对乳腺增生虚证的辨治经验

王教授认为，女体属阴，本属多阴多血之躯，体阴而用阳，唯阳气常显不足，且随着当今社会人们生活方式的改变，现代人伤阳损阳的机会明显增加，加速了机体阳气耗损。故现代人以阳气不足或阳气亏虚为多见，女子更甚。临床所见患有乳腺疾病的女性，除乳房胀痛或有包块、结节等症状之外，还常伴有痛经、血块、畏寒怕冷、手脚冰凉、腰骶酸冷、小腹怕凉、疼痛得暖则舒、受凉则重等症状，这些症状正是"阳虚则寒"的表现。

王教授认为，乳癖虚证多由素体阳虚，营血不足，寒凝痰滞，痹阻于乳络而成。阳动而散故化气，阴静而凝故成形。阳虚则"阳化气"不及，脏腑功能失调，失于温煦而鼓动无力，对阴邪不能形成有效的温化及抑制作用，导致"阴成形"太过，而见异常肿物的形成。在乳房就表现为增生、肿块甚至癌症。阴寒为病，故局部肿势弥漫，皮色不变，寒痛无热，并可伴有全身虚寒症状，同时与肝脾肾的关系密不可分。肝气郁结、情志不畅而致乳络瘀阻；脾虚失运、痰浊内生而致痞涩聚结成癖；肾阳不足、冲任不调而致乳络失养，故病发之。正如《外科正宗·乳痈论》："乳癖多由思虑伤脾，怒恼伤肝，郁结而成也。"同时与肾及冲任关系密切，肾虚连及冲任，冲任为气血之海，上行则为乳，下行则为经，冲任失调，

气血不通，乳房易发生疼痛，生为乳癖。故王教授多以"引火归原"法治之，"引火归原"意非大行补肾壮阳之品以补火，而在微微生火，即生肾气也，旨在少火生气，此亦取"益火之源，以消阴翳"之效。温以温阳散寒通滞，补则以补肾养血而用，可使阳虚得补，营血得充，乳癖则愈。

（二）学生跟师体会

乳腺增生虚证，是因素体阳虚、气血不足、肾阳亏虚导致寒邪凝滞，寒乘阴血不足，寒血相结，阻塞经气脉络，乳络不通。人体各组织器官生长发育离不开阳气的推动、促进作用。机体温煦则脏腑经络得以通畅而行，精血津液得以正常疏泄、循行、输布；若阳气不足则常发生虚寒性病变。乳腺增生的发生与肾、肝、脾之阳气亏虚紧密相关。肝肾不足及虚弱失调之人，多有积聚之病；脾阳不振，脾虚失健，无力推动水液运化，内聚成痰则寒痰相结，痰气凝滞；肝体阴而用阳，喜温而恶寒，肝阳亏虚失于温煦，寒邪入血络则气血郁滞、血脉不通；肾阳为命门之火，一身阳气之本，五脏之阳气非此不发。肾能够推动激发脏腑经络机能，温煦脏腑形体官窍，促进精血津液的化生和运行输布，肾阳不足则机体虚衰，阴阳失济，脏腑失于温养，经络气血失于推动，闭阻成癖。所谓肝肾阴阳互制为用，一荣俱荣，一损俱损，休戚相关。故此病辨证邪实正虚，机体阳气虚衰，营血不足，加之气滞、痰凝、瘀血积于乳络，久生毒邪，发于乳房；而乳腺疾病患者多以"肝郁"为本，气郁多从火化，相火旺盛，上焦郁火，下焦虚寒，上实下虚，上热下寒。《内经知要》云：

"人身以阳气为主，用药以扶阳为先……下焦阳气不能收藏，须求肾纳气。"故治疗阳虚寒凝、血滞痰阻之乳癖，法当和阳通滕，温补并投。

（三）师生学术探讨

学生问题：如何理解阳和汤处方配伍？

王教授答疑：治疗阳虚寒凝、血滞痰阻之乳癖方是以阳和汤为基础方进行加减，再加化痰散结与行气药。方中重用熟地，滋补阴血，填精益髓；配以血肉有情之鹿角胶，补肾助阳，益精养血。两者合用，温阳养血，以治其本，共为君药。少佐以麻黄，宣通经络，与诸温和药配合，可以开滕理，散寒结，引阳气由表达里，通行周身。甘草生用为使，解毒而调和诸药。纵观全方，补血与温阳并用，化痰与通络相伍，益精气、扶阳气、化寒凝、通经络，温阳补血以治本，化痰通络以治标。

（四）结语

乳腺增生的患者，多为脾气差、易生气、喜争强好胜、追求完美的女性。所以治疗时首先要舒缓生活和工作的压力，消除烦恼，保持心情舒畅，心态平和，再配合中药调理，即可获得很好的疗效。王教授临证，以虚实辨证为基本纲领，认为肝郁气滞、痰瘀互结为致病之标，脾肾两虚、冲任失调为致病之本。谨守病机，审时度势，辨明虚实。在疏肝理气、化瘀祛痰的基础上结合温肾健脾、调理冲任之法，灵活变通用药，方可取得显著效果。

三、从经络循行及性腺轴理论论治乳腺纤维腺瘤

（一）王万林教授对乳腺纤维腺瘤的辨治经验

乳腺纤维腺瘤是最常见的乳腺良性肿瘤，占乳腺肿瘤的50%左右。在临床上，乳腺纤维腺瘤常和乳腺囊性增生并称为乳腺结节。乳腺纤维腺瘤一般为外上象限的单发结节，也可在双侧乳腺先后或同时发生。对25岁以下未婚或未孕者，触诊时发现乳腺肿块呈圆形或椭圆形，质地坚实、表面光滑、边界清楚、活动良好、无压痛及乳头分泌物、腋窝无肿大淋巴结，基本可明确诊断。王教授多从以下三方面分析乳腺纤维腺瘤的病因病机：

1. 土虚木郁

《灵枢·海论》："十二经脉者，内属于脏腑，外络于肢节。"经脉连结人体内外，而乳房作为女性特有的生理构造，内有多条经脉循行。足阳明胃经行贯乳中；足太阴脾经，络胃上膈，布于胸中；足厥阴肝经上膈，布胸胁绕乳头而行。王教授认为，脾土不运，肝木乘之或肝木郁而不舒，过克脾土，都是导致乳癖内生的原因。《疡科心得集》中也有论述："肝气有所不舒，胃见木之郁，唯恐来克，伏而不扬，气不敢舒，肝气不舒，而肿硬之形成。"

2. 乙癸同源

中医藏象学说以五脏为中心，五脏的功能活动不是孤立

的，而是相互联系的，即五脏之间存在着递相资生、递相制约的关系。肾水生养肝木，肾精化生肝血。肝藏血，肾藏精，精血同源。除此之外，二者又相互制约。肝主疏泄，肾主藏精，一藏一泄，相反相成，互制互用，进而可以双向调节。肝体阴而用阳，然阳性易动易亢，肾宜封藏，而不宜泄，但精气易泄易损。因此，临床上多见肝肾阴虚之证。

3. 性腺轴理论

王教授认为，肾气—天癸—冲任组成了女性特有性腺轴。《黄帝内经》云："冲任二脉起于胸中，任脉循腹里，上关元至胸中；冲脉挟脐上行，至胸中而散。"在这一性腺轴中，肾气化生天癸，天癸激发冲任，而冲任之脉下起胞宫，上连乳房。冲脉为十二经脉之海，挟脐上行，至胸中而散；任脉主胞胎，循腹里，上关元，至胸中。冲任二脉的气血盈亏变化直接影响着乳房状况，故临床上常从三者之间的联系入手治疗乳腺疾病。在此理论下，肾脏的作用就显得尤为重要。这与《外证医案汇编》中"乳中结核，虽云肝病，其本在肾"之说不谋而合。

王教授认为，乳房疾病以"肝郁"为先，肝疏泄失调可导致肾虚精亏、冲任失调、脾胃运化失常等一系列脏腑功能的失常，出现气滞、痰凝、血瘀等病理变化，故提出"治乳先治肝，气调乳自安"的治疗原则。对于乳腺纤维腺瘤，王教授治疗以"疏肝化痰"为法，同时佐以补肾、调畅冲任之药，方中多用柴胡、白芍、郁金、延胡索、香附等疏肝行气之品，意在解除双乳胀痛不适之急，共奏行气畅郁行滞之效。

王教授发现，多数患者乳房胀痛不适症状多表现为经前加重，经后缓解，且多伴有经少、痛经、月经血块、经期不规律等月经不调之症，故常用当归、红花、桃仁活血化瘀以畅冲任；痰郁已消，冲任已通而未充，故用菟丝子、巴戟天、女贞子养肝肾、补冲任。由此，气顺痰消，肾精充盛，冲任调和，则经乳俱安。

（二）学生跟师体会

本人认为，乳房疾病的发生与肝肾、冲任、脾胃关系密不可分，多因肝失疏泄、肝肾亏虚、冲任失调、脾失健运、胃失和降、痰瘀之邪内蕴日久结于乳络所致，其中以"肝郁"为本。在跟师过程中发现临床上对于肝郁脾虚的患者，治宜疏肝解郁，养血健脾，常用柴胡类制剂，如逍遥散加减；对于肝肾不足的患者，佐加淫羊藿、补骨脂调和冲任以补肝肾不足。如此配伍既补肝体，又助肝用，气血兼顾。同时考虑到气血痰的转归，常用黄芪益气健脾以培本；丹参、丹皮清热活血，山慈菇、浙贝母软坚散结以治标。除此之外，在临床中应注重药对的使用，例如三棱和莪术可以破癥瘕积聚；白芍和柴胡补肝体又助肝用；浙贝母和夏枯草可清热化痰、散结消痈；海藻、昆布可消瘿瘤，化痰湿，疗效确切。临床处方要注重辨证论治，综合望闻问切及西医检查结果，在治疗乳腺纤维腺瘤患者的过程中注重整体观念，扶正补虚，调整阴阳，以平为期。

（三）师生学术探讨

学生问题：临床治疗乳腺纤维腺瘤时要叮嘱患者在日常生活中注意哪些问题？

王教授答疑：在治疗乳腺纤维腺瘤的过程中，要注重对患者饮食的调理，嘱患者少吃辛辣刺激食物、鸡肉及油炸类食品。除此之外，情志问题亦是导致此病及病情加重的重要因素之一，故在治疗时应多嘱患者保持心情愉快，避免恼怒忧思。

（四）结语

乳腺纤维腺瘤属中医"乳癖""乳核""乳痞"等范畴，临床表现一般为外上象限的单发结节，也可在双侧乳腺先后或同时发生。多因情志内伤，肝气郁结；忧思伤脾，运化失司，痰湿内生，气滞痰凝或冲任失调，气滞血瘀痰凝积聚于乳房胃络而成。王教授临证以"肝郁"为先，对于乳癖的治疗主要从肝脾肾三脏入手，考虑气滞痰凝血瘀的病理改变，同时注意联系整体，从经络循行及性腺轴理论思考，辨清病机，对证论治，扶正补虚，调整阴阳，取得了良好疗效。

四、从调畅冲任、引血下行理论治疗溢乳症

（一）王万林教授对溢乳的辨治经验

"产后溢乳"指妇人产后或哺乳期中，乳房不能储存乳汁，不经婴儿吸吮而自然流出，不能自止的病理性溢乳，亦

称为"产后漏乳""乳汁溢""乳汁自涌"等。《诸病源候论·妇人产后病诸候·产后乳汁溢候》记载："妇人手太阳、少阴之脉，上为乳汁，其产虽血水俱下，其经血盛者，则津液有余，故乳汁多而溢出也。"若产妇身体壮实，气血充盛，乳房胀满而溢；或已到哺乳时间，未行哺乳而乳汁自溢；或断乳之期，因乳汁难断，时有溢乳者则为生理性溢乳。

西医学认为，溢乳的产生与内分泌失调有关。如各种因素导致的血清泌乳增高或甲状腺素、肾上腺皮质激素等分泌失调都会产生溢乳现象。也有部分患者血清中泌乳素水平正常，临床无法查出确切病因而出现溢乳。另外，乳房的局部病变也会导致异常溢乳。王教授临证多从以下三方面分析溢乳证的病因病机：

1. 脾胃气虚，统摄失职

《校注妇人良方》中曰："产后乳汁自出，乃胃气虚，宜服补药止之。"王教授认为，溢乳多以脾胃气虚，统摄失职为论。乳房为足阳明胃经所主，乳头为足厥阴肝经所过。乳汁的化生源于脾胃的气血所化，其分泌同样与脾胃肝等脏腑的功能有密切关系。如果脾胃不足，气血虚弱，固摄失职，则乳汁外溢清稀，化源不足，则伴血虚经少或闭经。

2. 肝郁化热，热迫乳溢

王教授认为肝气郁结，郁久化热，亦可导致溢乳，如《校注妇人良方注释》云："有因肝郁化热，热迫乳溢，致乳汁自出，乳房胀满，口苦咽干，舌质红，脉弦数，治宜疏肝清热。"女子经、孕、产、乳皆依赖于肝藏血与疏泄的生理功能。肝气调达，肝血充足，既能滋生肾精，又令气机调畅，气血调和，冲任协调；女子以血为本，以气为用。肝为藏血之脏，司血海，主疏泄，使全身气血通而不滞，散而不郁。故而，肝疏泻失常，肝郁化热，热迫乳溢，可致乳汁自出。

3. 肝肾不足，冲任失调

王教授认为，肝肾不足，冲任失调亦是导致溢乳的原因之一。肾主人体生长发育，足少阴肾经起于涌泉穴，上行在太阳经之后入乳内。乳血同源，"精血同源"，冲为血海，任主胞胎，故妇女的经产孕乳与冲任肾三脉息息相关，若冲任受损，肾脉受累，彼此失衡，阴阳失调，固藏失职，气血逆乱，则应下反上，溢而为乳。

王教授在临床治疗溢乳时将中西医理论结合，认为冲任同西医学下丘脑－垂体－卵巢轴对女性激素的调节作用相似，且现代研究也证实，冲任主妇人经、带、胎、产的生理病理功能与卵巢主生殖和内分泌双重功能在调节妇人生理病理机能上非常相近。乳房与子宫作为性腺轴及冲任的靶器官，受"痰""郁""瘀"影响而功能失常，即会引起性腺轴的功能紊乱，从而导致乳腺疾病的发生和月经疾病的迁延不愈。故乳腺疾病应以调畅冲任，引血下行为原则，王教授在乳房疾病治疗中，常佐以调经之品，如益母草、当归、红花、桃仁等，上下同治，事半功倍。且王教授喜用牛膝一味，尤在伴有月经病时，常重用牛膝，意在引结聚于乳房之气血下行胞宫，引诸药下行，使药力直达病所。且牛膝能使下窍通畅，治疗血滞闭经、痛经、月经后期、淋漓不畅、产后瘀血疼痛等症。同时，王教授利用牛膝引血下行之效以助回乳，引血下行也包括引正常气血下行。由妊娠到开始哺乳皆伴有停经，其实质是气血的重新分布。乳汁为气血所化生，重用牛膝回乳是为利用牛膝改变化生乳汁的气血分布，从而使气血下行胞宫，乳房气血回归到孕前水平，无多余气血化生乳汁，故泌乳可停。

（二）学生跟师体会

胞宫和乳房在生理上通过冲任、肝肾相互联系。乳房和胞宫都源于冲任之气血，冲任上系两乳、下达胞宫，纳肝、肾、脾胃之气血以平调之，上灌于乳房，下注于胞宫；肾藏精，注于冲任；而天癸、阳明气血皆注于冲任，肝之藏血、疏泄主乎冲任之通调。故冲任非但十二经之湖泽，秉受十二经之余气，上养乳房，下盈胞宫而已，而且有调和诸经之气的功能，并灌养于乳房、胞宫。乳房与胞宫在病理上可相互传变，正如《女科撮要》所云"夫经水，阴血也，属冲任之脉所主，上为乳汁，下为月水。"妊娠期间需气血化源不竭以保胎如磐，气血通过肾气–天癸–冲任轴汇聚于乳房，胞宫气血亦上汇于乳房，故经水不行，而为哺乳做准备；生产之后需血储丰富而无奶乳匮乏之虞，而溢乳患者胞宫气血更是上汇于乳房，故溢乳患者常主诉闭经，或月经量少等症。

跟师临证中学生总结：临床对于气血不足证，治以益气养血，健脾固摄；对于肝经郁热证，治以疏肝解郁，益阴清热；对于肝肾不足，冲任失调证，治以滋养肝肾，调理冲任；

王
石
林
论
治
乳
腺
病

对于气滞血瘀证，治以疏肝理气，活血化瘀。

（三）师生学术探讨

学生问题：临床上往往是多证混合交叉，如何灵活用药以取得良好的疗效？

王教授答疑：临床当灵活辨之，随证加减。如气虚常兼阳气虚弱，或气虚血瘀，治当兼以温阳或行血，酌加肉桂、川芎等；气滞血瘀又可兼郁而化热，则应予清化之丹皮、山栀等药合之；肝肾不足兼见肝火旺盛，疏泄太过，又当标本兼顾，养肝平肝，加用川楝子、柴胡之类；而肝郁化火又可常见肾阴受累，此又要滋水以涵木，清肝同时加重益阴之品，如生熟地等。同时也应对患者做适当的心理治疗和耐心的解释工作，既解除患者思想负担和痛苦，又不致漏诊。灵活用药，标本结合，整体与局部兼顾，方能取得良好疗效。

（四）结语

溢乳证属中医学"乳泣""乳汁自出"范畴，中医学认为溢乳与气血、肝脾肾、冲任关系密切，如脾虚化生无权而至血虚，统摄无权而致溢乳。足阳明胃经循乳头，热郁阳明迫乳外溢。肝主疏泄，肝气郁结，疏泄失常而致溢乳。痰浊内瘀，冲任受阻，月经不能下行，上泛而致溢乳。可见溢乳与脾胃、肝肾、冲任关系密切，故有生乳在脾胃，排乳在肝肾，调节在冲任之说。所以在治疗上应首先调节脏腑、冲任的功能，使月水下行，溢乳自止。

五、从虚实辨治产后缺乳症

（一）王万林教授对缺乳的辨治经验

王教授熟读经典，且临证经验丰富，通过多年的临证经验提出在缺乳的诊治上应以肝肾为本，冲任为要，脾胃为枢。王教授师认为乳房疾病的发生与肝肾、冲任、脾胃关系密不可分，多因肝失疏泄、肝肾亏虚、冲任失调、脾失健运、胃失和降、痰瘀之邪内蕴日久结于乳络所致，其中以"肝郁"为本。故缺乳主要可以从以上几方面着手。

正如清代叶天士在《临证指南医案》中提出的"女子以肝为先天"。可以说女子的经、孕、产、乳皆依赖于肝藏血与疏泄的生理功能。由此，王教授提出"治乳先治肝，气调乳自安"的治疗原则。肝主疏泄功能正常，则气机条达，全身气机上下通行无碍，经络舒畅，乳汁方能运行通畅而不至缺乳。王教授发现临床上不少患者除缺乳症状外，多有乳房、胸胁胀痛之症状，此皆为肝郁之象，故王教授常用疏肝理气之品，如枳壳、陈皮、川楝子、川芎等，使气机条达，乳脉通畅，乳汁自达。

乳房的发育是在雌激素的作用下，乳腺细胞增生，垂体催乳素直接作用于乳腺使之分泌乳汁。肾产生的"天癸"相当于雌激素等物质在女子月经、乳房生长发育等方面所起的作用。所以女子乳房的生长发育是肾中精气作用的结果，故产后分泌乳汁与"天癸"密切相关。同时冲任为一身之"血海"，而乳汁乃气血所化，故乳汁的多少亦与冲任密切相关。

故王教授对本病患者用药中加山药、黑芝麻、肉苁蓉、杜仲、枸杞等滋养肝肾之品，以强冲任。

脾胃乃后天之本，气血生化之源。而乳汁乃气血所化生，唯当脾气健旺，气血生化有源，乳汁方能源源不绝。同时肝主疏泄功能有赖于气血滋养，若脾虚气血生化不足不得养肝体，气虚血虚，气不行血，致气血、痰湿瘀滞经络，则最终导致缺乳。故王教授在临床用药上加以黄芪、党参、白术等补气健脾之药，健脾养胃，使气血生化有源。

（二）学生跟师体会

乳房经络气血，以通为用。本人在跟诊时发现乳腺疾病的发生发展，主因脏腑功能失调，气滞痰凝，血瘀毒结，病理产物瘀积不通所致。且王教授在治疗疾病时主张以"通法"为治则贯穿于乳腺疾病的诊治过程始终，抓住疾病的根本矛盾，灵活运用各种具体治法，以通经络、行气血、调脏腑、和阴阳，改变乳腺疾病发生发展的内环境。

乳房经络不通是产后缺乳的一大重要病机，经络不通，气血瘀滞不行，则乳汁虽生化有源，然亦会产生缺乳之症。犹如山中之河流，虽源源不绝，若河道阻滞，亦难汇于海。若想乳汁充足，除化生有源外，还需乳络通畅，络通则乳通。正如王教授在临床用药上常加之通络之品，如路路通、通草、丝瓜络等，使得乳房经络通畅，则乳汁自达。

（三）师生学术探讨

学生问题：产后缺乳主要证型有哪些？在临床治疗上还

需注意什么？

王教授答疑：《景岳全书·妇人规》"妇人乳汁，乃冲任气血所化，故下则为经，上则为乳"；《格致余论》亦有"乳子之母，不知调养，怒气所逆，郁闷所遏，厚味所酿，以致厥阴气不行，故窍不得通，而乳汁不得出"的论述。故临床上证型主要概括有二，一者气血虚弱证，二者乳络瘀滞证。

在临床治疗上应根据病情变化结合用药，同时还需重视情绪及营养调理。情绪失和，则气机失于调达，久则气机凝滞，血脉不通，乳汁难行，故王教授在治疗本病的同时也要注意患者情绪变化，并帮助患者调理情绪。产后虽然多虚，但不宜峻补，故应重视饮食调配，饮食滋而不腻。如此综合调理，方能使本病治疗达到最好的效果。

（四）结语

《诸病源候论》中认为："妇人手太阴少阴之脉，下为月水，上为乳汁……即产则水血俱下，津液暴竭，经血不足者，故无乳汁也。"故可见产后气血亏虚，化源不足是导致产后缺乳的一个重要的原因。此外，《格致余论》有"乳子之母，不知调养，怒气所逆，郁闷所遏，厚味所酿，以致厥阴气不行，故窍不得通，而乳汁不得出"的论述，可见瘀滞不行也是导致产后缺乳的另一个重要原因。《傅青主女科》中论治缺乳，着眼于"气血"，虚则补之，实则疏之。"阳明之气血自通，而乳亦通矣"。可见产后缺乳主要病因病机为气血亏虚和乳络瘀滞。故临床治疗上应当以补气血和通乳络为治疗大纲，同时重视补肝肾、调冲任等在缺乳中的重要作用，最后在治疗缺乳的全过程中应注意精神调摄及营养调理。

六、内外合治、灵活变通治疗浆细胞性乳腺炎

（一）王万林教授对浆细胞性乳腺炎的辨治经验

王教授认为，中医与西医没有优劣之分，只有用处不同而已，适时运用恰当的诊疗方法是最为重要的。无论西医还是中医，治疗的前提都是正确的诊断。诊断首先应该辨别疾病，病名是对疾病核心的概括，代表对疾病本质的认识，具有提纲挈领的作用。"识病"可以说是疾病诊疗最核心的部分，对后续疾病的治疗起到关键指导作用，中医病名具有浓厚的症状学色彩，多以患者典型的症状或体征命名，但容易出现一病多名或多病同名的现象，临床容易混淆，对某些疾病的概况过于笼统、模糊，对疾病的认识不够准确，缺乏独立性和代表性。随着西医学的发展，既往很多中医病名已经不能涵盖现代疾病的病因、病理及临床证候等特征。与中医相比，西医对疾病的认识更深刻、客观，建立在自然科学基础上的西医病名，无疑具有更为丰富、具体、客观的内涵，更接近疾病的本质，但临床上经常会有"有证无病"的现象，西医检查、检验没有任何异常，但患者却被临床症状所累，这也是需要治疗的。故王教授在诊疗过程中注重"中西医结合诊疗"，运用西医病名与中医辨证相结合，运用西医病名了解疾病的本质，结合中医辨证明确疾病所处的阶段及虚实、寒热、阴阳、表里的关系，以提高诊疗的规范性和疗效。

浆细胞性乳腺炎又称乳腺导管扩张症，是一种以导管扩

张、浆细胞浸润为病变基础的慢性乳腺炎症性疾病。其病因为先天乳头凹陷、分泌物排出不畅。其特点是多在非哺乳期或非妊娠期发病，常有乳头凹陷或溢液。初起肿块多位于乳晕部，形状不规则，质地硬韧，表面可呈结节样，边界欠清，常与皮肤粘连，但无胸壁固定。化脓溃破后，脓中夹有脂质样物质，易反复发作，形成瘘管。全身炎症反应较轻，本病临床表现复杂多样，常分为溢液期、肿块期、脓肿期、瘘管期，发展缓慢，反复发作，难以彻底愈合，病程可长达数月甚至数年。该病中医学属于"粉刺性乳痈"范畴，其主要病因病机为素有乳头内陷畸形，加之情志抑郁不畅，肝郁气滞，营气不从，经络阻滞，气血瘀滞，聚结成块，酝酿肉腐而成脓肿，溃后成瘘；若气郁化火，迫血妄行，可致乳头溢血。其辨证分型主要可分为肝经郁热证、痰湿瘀滞证和正虚邪滞证三种。

（二）学生跟师体会

应以西医病症阶段论治该病，以中西结合治疗。当患者处于脓肿期时，若脓肿范围较小，可用火针烙口、药线引流等方法提脓排腐；若脓肿范围较大，则建议患者手术切开引流，切开清除脓腔、坏死组织，切断病变导管，纠正乳头凹陷，达到直接祛除邪毒的作用。术后运用黄柏液等中药制剂冲洗创腔，以清热解毒，祛腐生肌。待创腔内脓腐排净，新肉长出，创腔逐渐缩小时，给予第二次手术缝合，术后继续给予中药塌渍、中药封包等外治法及托里消毒散加减的中药内服，以达到清热解毒、益气养血、祛除余毒、防止复发之効。若以中医证型论治，肝经蕴热证当以柴胡清肝汤加减，疏肝清热、散结消痈；外敷如意金黄膏，清热消肿止痛。例如某患者尚处于脓肿初期，遂治疗时以中医治疗为主，内治则以柴胡疏肝散加减治疗，外治则以金黄膏外敷治疗。若患者乳房出现溃口，应及时根据症状调整方案，采用引线引流，同时配合中医药治疗，以取得更好的疗效。

（三）师生学术探讨

学生问题：浆细胞性乳腺炎患者术前与术后用药明显不同，如何理解其处方配伍？

王教授答疑：患者经手术切除脓肿后，邪去七八，气血亏虚为主，故以托里消毒散为主加减治疗。方中人参、茯苓、白术、黄芪、黄精、当归、川芎、白芍有八珍汤之意，去八珍汤之熟地以气血双补而不滋腻；人参、白术、黄芪、茯苓补气以托毒生肌，提高机体免疫功能，改善全身状况以抵抗邪气；黄精肺脾肾三补，合当归、白芍、川芎，鼓舞气血；金银花、白芷、皂角刺、桔梗、甘草解毒散结，清解留存余邪。诸药合用虚实兼顾，气血双补，补、清、散并举，切中该病手术后气血虚弱，正虚毒恋的病机，共使气血充、新肌生而痊愈。

（四）结语

浆细胞性乳腺炎特点为多在非哺乳期或非妊娠期发病，常有乳头凹陷或溢液，初起肿块多位于乳晕部，形状不规则，质地硬韧，表面可呈结节样，边界欠清，常与皮肤粘连，但无胸壁固定。化脓溃破后，脓中夹有脂质样物质，易反复发作，形成瘘管，全身炎症反应较轻。本病临床表现复杂多样，常分为溢液期、肿块期、脓肿期、瘘管期，发展缓慢，反复发作，难以彻底愈合，病程可长达数月甚至数年。故在临床治疗上应根据病情变化灵活变通用药，中医内治与外治相结合，控制病情，防止疾病进一步发展。

七、分期辨证治疗浆细胞性乳腺炎

（一）王万林教授对浆细胞性乳腺炎分期辨治经验

王教授认为浆细胞性乳腺炎可以分为 4 个阶段：溢液期，肿块期，脓肿期，瘘管期。溢液期多见于浆细胞性乳腺炎早期，以乳头溢液为主要症状，先天乳头凹陷、分泌物排出不畅是本病发生的主要原因之一。此时应该运用现代检查手段，在排除垂体病变后，采用乳管镜冲洗导管内分泌物，并予手法或乳头矫正器以纠正凹陷乳头等对症治疗措施，同时给予疏肝理气、健脾利湿的中药口服调整机体内环境以达到"标本兼治"的目的。王教授认为，肿块期多表现为肝经蕴热证和痰湿瘀滞证，中医治疗给予疏肝清热、散结消痈或温阳补血、散寒通滞的口服汤药治疗，以及运用中医外治的中药塌渍、中药封包、中药提取物注射液等方法箍围肿块，使肿块逐渐变软、变小或托毒外出以成脓。如若患者肿块增大迅速或全身症状较重，伴有关节病变时，应适时适量应用地塞米松控制全身炎症反应，用枸橼酸托瑞米芬片减轻激素水平的波动对乳房的影响；若患者处于脓肿期，脓肿范围较小者可运用火针烙口、药线引流等方法提脓排腐；脓肿范围较大者，应建议患者手术切开引流，切开清除脓腔和坏死组织，切断病变导管，纠正乳头凹陷，达到直接祛除邪毒的作用；术后运用黄柏液等中药制剂冲洗创腔，以清热解毒，祛腐生肌，待创腔内脓腐排净，新肉长出，创腔逐渐缩小时，给予第二次手术缝合，术后继续给予中药塌渍、中药封包等外治及托里消毒散加减的中药内服以达到清热解毒，益气养血、祛除余毒、防止复发之效。瘘管期为难治阶段，常以中医治疗为主，运用蘸有提脓祛腐、生肌敛疮的药线引流；若为深层瘘管、创腔较大者还应加用棉垫或纱布块垫压空腔或窦道，再予加压绑缚等措施，促进空腔及窦道贴合生长和创腔愈合。

其次，王教授认为对于浆细胞性乳腺炎，无论在疾病的不同阶段都应运用不同治法，使得最终达到以"通"为顺之效。在溢液期，以"疏"为通，运用疏肝理气化痰药物，疏通乳络，使乳络内分泌物逐渐排泄，防止其堆积后发生病变。在肿块期，以"消"为通，乳房肿块伴红肿疼痛，多为肝经蕴热证和痰湿瘀滞证，此期通过疏肝清热、散结消痈或温阳补血，散寒通滞之法配合清热消肿、行气止痛外治，以消减肿块增大趋势，逐渐缩小毒邪侵及范围。在脓肿期以"透"为通，热毒炽盛、脓成肉腐，皮肤红肿局限，此时应透脓外出，使壅滞毒邪有外泻之门，或运用透脓散或仙方活命饮，托毒溃脓，清热利湿；在瘘管期，以"补"为通，乳房脓肿自溃或切开引流后久不收口，脓水淋漓不尽，形成乳房窦道、瘘管，反复发作，缠绵不愈，局部伴有僵硬肿块，此为疾病的难治阶段，病程较长，正气耗伤，无力托余毒外出，应以托里消毒散加减，补益气血，扶正托毒。在病案中患者治疗时加丹参、莪术、山楂等达到以"消"为通的目的。

（二）学生跟师体会

对于浆细胞性乳腺炎，其辨证论治需局部与整体相结合。虽同为肿块期，若乳房局部红肿疼痛，皮温升高，按之灼热，但未成脓，伴同侧腋窝淋巴结肿大、压痛明显，全身症状不明显或伴有低热，舌质红，苔薄黄腻，脉弦滑或滑数，可辨证为肝经蕴热证，治以柴胡清肝汤加减，疏肝清热、散结消痈，外敷如意金黄膏，清热消肿止痛。若乳房肿块无焮红肿痛，皮温不高，伴有面色苍白、四肢冷、畏寒，舌质淡，苔薄白，脉沉细或滑，则为痰湿瘀滞证，以阳和汤加减温阳补血，散寒通滞，外敷阳和解凝膏，以温阳化湿、消肿散结。

（三）师生学术探讨

学生问题： 浆细胞性乳腺炎除以上治法外，还应注意什么？

王教授答疑： 乳腺类疾病的发生发展与情志的失调有密切关系，调畅情志在乳腺类疾病的治疗中极为重要。临床上应重视本病患者精神情绪的调节，来诊的患者或素体抑郁，或急躁善怒，或多医但治疗效果不佳，或恐惧手术而多伴抑郁、焦虑、烦躁等不良情绪。临证时应常注重与患者的交流沟通方式，在用药时也常少入调畅情志之品。粉刺性乳痈最常见的是热证，常常与个人的饮食习惯有着密切关系，过食辛辣等热性之品常可加重病情，故在治疗过程中常需嘱咐患者注意饮食习惯，对疗效的提高可起到很好的作用。

（四）结语

《疡科纲要》中提出"治痈之药，未成者，必其消。治之于早，虽有大证而可以消于无形"。故治疗本病应采用清消之法为主，且宜尽早治疗，防止病情进一步发展。本病在本责之于肝经郁热，在标责之于气血凝滞，化为有形实邪。故治疗本病时应以和营清化为主，辅之以疏肝解郁，行气活血。此病病程较久，久病必虚，故可根据病情加入扶正托毒之品。同时本病与患者之情志、生活作息等密切相关，故应注意患者情志及饮食的调理，如此方能达到最好的治疗效果。

参考文献

［1］杨敏，兰波，马飞，等. 乳腺癌术后辅助化疗患者焦虑抑郁的研究进展［J］. 临床肿瘤学杂志，2019，24（8）：757-761.

［2］戴凤姣，杜月光. 试论冲任二脉与卵巢的关系［J］. 陕西中医学院学报，2014，37（6）：21-22+26.

［3］张素燚，李德辉，廖锐，等. 从情志方面探讨乳腺增生病因病机［J］. 时珍国医国药，2013，24（1）：175-176.

［4］陈红风. 中医外科学［M］. 北京：人民卫生出版社，2012.

［5］景彦林，杨修昭，白振，等，高脂饮食诱导肥胖对雌性生育大鼠卵巢功能的影响［J］。中国比较医学杂志，2019，29（8）：106-110.

［6］缪立辉. 中医内治法治疗粉刺性乳痈溃后创面用药规律及临床疗效观察研究［D］，北京中医药大学硕士研究生学位论文，2019，5.

［7］徐飚，司徒红林，刘晓雁，等，林毅运用中医外治法治疗肉芽肿性小叶性乳腺炎经验介绍［J］. 新中医，2020，52（14）：187-189.

［8］严伊宁，范洪桥，周媛，等. 古今医家运用"通法"治

疗乳腺病探析［J］. 甘肃中医药大学学报，2019，36（4）：22-25.

［9］周梦岭，吴凤芝，韩晨霞，等. 中医"通法"临床应用研究［J］. 现代中医临床，2016，23（6）：55-58.

［10］赵迎盼，翁维良，李秋艳，等. 论"以通为补"学术思想及其临床应用［J］. 世界中西医结合杂志，2014，9（10）：1116-1118.

［11］汤尔峰，姜惟. 中医通法浅析［J］. 中国中医急症，2012，21（3）：417-418.

［12］阙华发. 中医外科临床思维研究［A］. 中华中医药学会. 2016年中华中医药学会外科分会学术年会论文集［C］. 中华中医药学会：2016：6.

［13］周俊. 乳腺癌的流行病学［J］. 健康人生，2019，11：8-10.

［14］杜井富，李红燕，刘松江. 基于肿瘤的三级预防探讨中医"治未病"思想在乳腺癌治疗中的应用［J］. 中西医结合心血管病电子杂志，2019，31：174，180.

［15］董敏，潘文，王晓萍，等. 乳腺增生症与乳腺癌中医病因病机探析［J］. 中国中医基础医学杂志，2013（1）：18-19.

［16］雷秋模. 实用乳腺病学［M］. 北京：人民军医出版社，2012.

［17］邵志敏主编. 乳腺肿瘤学［M］. 上海：复旦大学出版社，2013.

［18］陈前军，裴晓华. 早期乳腺癌中医辨证内治专家共识［J］.

现代中医临床，2020（3）：5-8.

［19］杨学芳，李琳婵. 从脾肾论治癌性疲劳［J］. 亚太传统医药，2015，24：76-77.

［20］贾玫，刘少玉. 揭开癌性疲劳的神秘面纱［J］. 中医健康养生，2018（2）：22-23.

［21］蔡丽银. 基于现代中医文献数据分析中医药治疗癌性疲劳用药规律［J］. 浙江中西医结合杂志，2018（12）：1061-1063.

［22］石海波，周红光，邱雯莉，等. 经方在癌性便秘治疗中的应用［J］. 湖北中医杂志，2020（3）：50-53.

［23］钱琪. 中医治疗肿瘤的治法探讨［J］. 浙江中西医结合杂志，2004（6）：28-29.

［24］王高丹. 浅析以补肾疏肝法论治乳腺癌类围绝经期综合征［J］. 江西中医药，2018（10）：21-22.

［25］谭崇赋，徐旭英. 中医内外合治乳腺癌术后上肢淋巴水肿［J］. 北京中医药，2020（7）：713-716.

［26］孙广仁，郑红新. 中医基础理论［M］. 3 版中国中医药出版社 2012.

［27］陈红风. 中医外科学［M］. 4 版. 北京：中国中医药出版社，2016.

［28］司徒红林，陈前军. 林毅乳腺病学术思想与经验心悟［M］. 北京：人民卫生出版社，2013.

［29］刘保和. 西溪书屋夜话录［M］. 北京：中国中医药出版社，2013.

［30］王福顺，傅文青. 中医情绪心理学［M］，北京：中国

中医药出版社, 2015.

[31] 庄田畋. 中医心理治疗 [M]. 北京: 中医古籍出版社, 2015.

[32] 武悦, 陈瑞萍. 阮国治教授治疗乳腺增生症经验 [J]. 中医研究, 2018, 31 (3): 46-48.

[33] 龚艳. 评理性情绪行为疗法的 "ABC 模型" 及其逻辑变革 [J]. 常熟理工学院学报, 2019, 33 (3): 37-41.

[34] 解丽娟, 王蓓, 王开慧, 等. 心理暗示联合放松疗法对乳腺癌术后患者心理的影响 [J]. 全科护理, 2016, 14 (32): 3417-3419.